みんなの呼吸器
Respica別冊

大事なところをギュッと凝縮！

呼吸療法認定士

要点整理 & まるおぼえ ノート

先輩認定士が
学習ポイントを絵〜

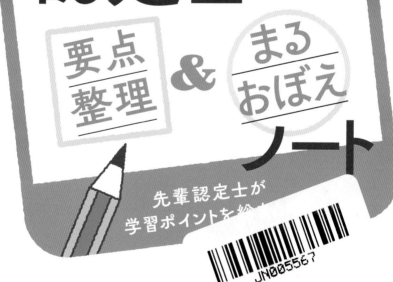

JN005567

監修 **山下崇史**
独立行政法人国立病院機構 福岡東医療センター
呼吸器内科 医長

要点振り返り
穴埋め問題つきで
理解が深まる！
学び直しにも最適

ΛΛC メディカ出版

　わが国では2020年1月から「新型コロナウイルス感染症」が蔓延し、多くの呼吸不全患者が発生しました。当初は患者数も少なく、専門病棟のスタッフが対応することが多かったと思いますが、ウイルスの変異による感染拡大に伴い爆発的に患者が増えたことで、多くの医療従事者が「時」と「場所」を選ばず呼吸療法に携わることとなりました。同時に酸素療法から人工呼吸器・ECMO管理に至る「呼吸療法の実際」や「チーム医療」について、多くの関心が寄せられていると思います。パンデミックの歴史をひもとけば今後も同様の呼吸器感染症が発生することが予想されるため、より多くの医療従事者に呼吸療法の知識やスキルを身につけていただくことが重要であると考えます。そして「記憶」も「経験」も新しい「今」が、その学び時だと思います。

　「3学会合同呼吸療法認定士」の受験はそのきっかけの一つだと思います。絶望的に膨大な出題範囲を要領よく網羅し、設問と解説がまとめられた『毎日使えて基礎が身につく！ 呼吸療法認定士"合格チャレンジ"100日ドリル』がすでに発刊されています。本書はさらに各分野の内容を深掘りしつつ、受験経験者の声や現場に必要なエッセンスを「ノート形式」でまとめています。本書をドリルと共に試験対策に活用していただき、その後も現場の「相棒」として使用していただければ幸いです。

2023年6月

山下崇史

CONTENTS

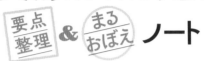

大事なところをギュッと凝縮！

呼吸療法認定士
要点整理 & まるおぼえ ノート

第5部
酸素療法・NPPV

第6部
薬物療法

第7部
呼吸リハビリテーション

第8部
新生児・小児の呼吸管理

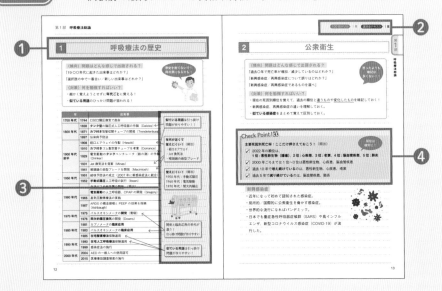

本書の特徴

- 本書は、呼吸療法認定士が臨床で求められる知識をコンパクトにまとめています。
- 『呼吸療法認定士"合格チャレンジ"100日ドリル』とあわせて使えば効率よく勉強できます。
- 試験前の最終チェックや資格取得後の学び直しにもオススメです。

① 各項目のキーワードは目次から検索できます。

② 『2022-2023呼吸療法認定士"合格チャレンジ"100日ドリル』ならびに『第26回3学会合同呼吸療法認定士認定講習会テキスト』での掲載章を記載しています。ドリルで問題を解く際など、サッと探せて便利です。

③④ 呼吸療法認定士試験を経験した"先輩"、あるいは呼吸療法の臨床で活躍する"先輩"の視点から、学習のポイントや覚えるときの注意点・アドバイスをまとめています。

⑤ 「要点振り返りチェック!」のページは、お手持ちの赤シートをかぶせると穴埋め問題として利用できます。重要語句をしっかり覚えましょう。

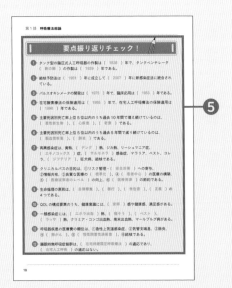

執筆者一覧

監修　**山下崇史**　独立行政法人国立病院機構 福岡東医療センター 呼吸器内科 医長

執筆（掲載順）

第1部	奥野将太	飯塚病院 リハビリテーション部 認定理学療法士（呼吸）
第2部	若菜 理	社会医療法人天神会 新古賀病院 リハビリテーション課 副主任／九州大学大学院 人間環境学府 博士後期課程／3学会合同呼吸療法認定士
	下川満美	独立行政法人国立病院機構 福岡病院 呼吸器内科病棟 慢性疾患看護専門看護師／慢性呼吸器疾患看護認定看護師
	緒方 孝	社会医療法人雪の聖母会聖マリア病院 リハビリテーション室 副室長／3学会合同呼吸療法認定士
第3部	真鍋徹也	公益社団法人福岡医療団千鳥橋病院 臨床工学科 主任／3学会合同呼吸療法認定士
	野口あすか	福岡県済生会 福岡総合病院 救命救急センター 呼吸器疾患看護認定看護師
第4部	本田浩一	独立行政法人国立病院機構 別府医療センター 統括診療部 手術部 主任臨床工学技士／3学会合同呼吸療法認定士
	北村陽子	福岡県済生会 福岡総合病院 臨床工学部 臨床工学技士／3学会合同呼吸療法認定士
	下原亜紀子	福岡県済生会 福岡総合病院 救命救急センター クリティカルケア認定看護師／3学会合同呼吸療法認定士
	北代崇礼	福岡県済生会 福岡総合病院 看護部 クリティカルケア認定看護師／3学会合同呼吸療法認定士
	宮原史和	宮崎大学医学部附属病院 ME機器センター 臨床工学技士／3学会合同呼吸療法認定士
第5部	小西泰央	株式会社マルコ 管理本部 技術課長（臨床工学技士）／3学会合同呼吸療法認定士
	久保田由紀子	独立行政法人国立病院機構 福岡東医療センター ICU 看護師／3学会合同呼吸療法認定士
第6部	上野佐和	独立行政法人国立病院機構 福岡東医療センター 看護部 看護師／3学会合同呼吸療法認定士
第7部	稲葉竪希	独立行政法人国立病院機構 鹿児島医療センター リハビリテーション科 理学療法士／3学会合同呼吸療法認定士
第8部	楠田 剛	地方独立行政法人福岡市立病院機構 福岡市立こども病院 新生児科 医長
	鉄原健一	地方独立行政法人福岡市立病院機構 福岡市立こども病院 集中治療科 科長

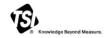
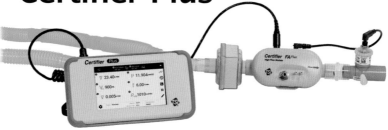

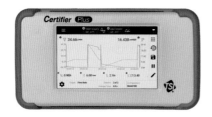
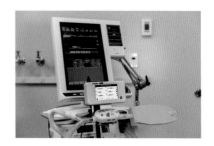

第1部

呼吸療法総論

1 呼吸療法の歴史

〈傾向〉問題はどんな感じで出題される？

「19 ○○年代に起きた出来事はどれか？」
「選択肢の中で一番古い／新しい出来事はどれか？」

〈対策〉何を勉強すればいい？

・細かく覚えようとせずに**年代ごと**に覚える！
・**似ている用語**のひっかけ問題が狙われる！

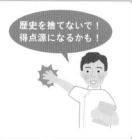

歴史を捨てないで！
得点源になるかも！

年		出来事
1700 年代	1744	口対口陽圧換気で救命
1800 年代	1838	**タンク型**の陰圧式人工呼吸器の作製（Dalziez）
	1871	**カフ付き**気管切開チューブの開発（Trendelenburg）
	1897	伝染病予防法
1900 年代前半	1908	経口エアウェイの作製（Hewitt）
	1910	**カフ付き**ゴム製気管チューブを考案（Dorrance）
	1929	電気駆動の**タンク**ベンチレータ（鉄の肺）の作製（Drinker）
	1931	Jet 換気法を発案（Minas）
	1941	喉頭鏡の曲型ブレードを開発（Macintosh）
1950 年代	1951	結核予防法の成立（2007 年に新感染症法に統合）
	1952	**手動式陽圧**人工呼吸の試行（Ibsen）
1960 年代		血液ガス分析装置の開発　〈頻出〉
		電気駆動の人工呼吸器、CPAP の開発（Gregory）
	1965	高気圧酸素療法の実施
	1967	ARDS の概念提唱と PEEP の効果を指摘（Ashbaugh）
1970 年代	1975	パルスオキシメータの**開発**（青柳）
	1976	**間欠的陽圧換気**の開発（Downs）
1980 年代	1981	カプノメータの**臨床応用**
	1983	パルスオキシメータの**臨床応用**
	1985	**在宅酸素療法**保険適用
1990 年代	1990	**在宅人工呼吸療法**保険適用
	1999	感染症法の施行
2000 年代	2004	AED の一般人への使用認可
	2015	医療事故調査制度の施行

似ている用語は引っ掛け問題が作りやすい！！

年代が近くて覚えにくい！〈頻出〉
・経口エアウェイ
・Jet 換気法
・喉頭鏡の曲型ブレード

覚えにくい！〈頻出〉
1950 年代：手動式陽圧
1960 年代：電気駆動
1970 年代：間欠的陽圧

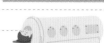

開発と臨床応用の年代が違う！
引っ掛け問題が作りやすい

似ている用語は引っ掛け問題が作りやすい！

2 公衆衛生

〈傾向〉問題はどんな感じで出題される？

「過去○年で死亡率が増加／減少しているのはどれか？」

「新興感染症／再興感染症について誤りはどれか？」

「新興感染症／再興感染症であるものを選べ」

〈対策〉何を勉強すればいい？

- 現在の死因別順位を覚えて、過去の順位と違うものや変化したものを暗記しておく！
- 新興感染症、再興感染症の違いを理解しておく。
- **似ている感染症**をまとめて覚えて区別しておく。

> 思ったよりも暗記は多くない！！

Check Point! 👀

> 順位は確実に！

主要死因別死亡率：ここだけ押さえておこう！〈頻出〉

- ☑ 2022年の順位は、
  1位：悪性新生物（腫瘍）、2位：心疾患、3位：老衰、4位：脳血管疾患、5位：肺炎
- ☑ 2000年ごろまでは1位～3位は悪性新生物、心疾患、脳血管疾患
- ☑ 過去10年で**増え続けている**のは、悪性新生物、心疾患、老衰
- ☑ 過去5年で**減り続けている**のは、脳血管疾患、肺炎

新興感染症

- 近年になって初めて認知された感染症。
- 局所的／国際的に公衆衛生を脅かす感染症。
- 世界的な流行になればパンデミック。
- 日本でも重症急性呼吸器症候群（SARS）や鳥インフルエンザ、新型コロナウイルス感染症（COVID-19）が流行した。

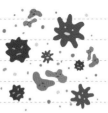

- ● **新興感染症の代表例**
- ・ウエストナイル熱、ラッサ熱、エボラ出血熱、クリミア・コンゴ出血熱、日本紅斑熱
- ・クリプトスポリジウム症
- ・腸管出血性大腸菌感染症、ニパウイルス感染症、バンコマイシン耐性黄色ブドウ球菌感染症
- ・SARS、中東呼吸器症候群（MERS）、ヒト免疫不全ウイルス（HIV）感染症、新型コロナウイルス感染症（COVID-19）、鳥インフルエンザ、マールブルグ病、重症熱性血小板減少症候群　など

再興感染症

- ・すでに認知されていた感染症。
- ・いったん下火となった後に近年再び猛威をふるっている公衆衛生を脅かす感染症。
- ・過去に公衆衛生上問題とならなかったものも含む。

- ● **再興感染症の代表例**
- ・黄熱、デング熱、ジカ熱
- ・リーシュマニア症、エキノコックス症
- ・サルモネラ感染症
- ・マラリア、ペスト、コレラ、ジフテリア、狂犬病、結核

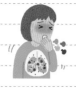

＋α　結核になりやすい人〈頻出〉
HIV 陽性、塵肺・珪肺、免疫抑制薬投与、血液透析、胃切除後、体重減少、糖尿病、副腎皮質ホルモン大量投与

3　生命倫理

〈傾向〉問題はどんな感じで出題される？

「**生命倫理の原則**について該当するものを選べ」

「**クリニカルパスの目的**について誤っているものを選べ」

「**インフォームドコンセント**が免除されるものを選べ」

「**QOL** の構成要素について正しいものを選べ」

〈対策〉何を勉強すればいい？

・上の 4 つのキーワードをしっかり押さえれば OK！

クリニカルパスの目的〈頻出〉
・リスク管理・安全対策への寄与
・情報共有
・良質な医療の標準化
・患者中心の医療の構築
・医療従事者のレベルの向上
・医療資源の節約

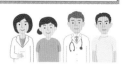

生命倫理の 4 原則

1．自律尊重	患者の意思決定を尊重せよ 自己決定できなければ人としての保護を与えよ	①患者の病態について真実を述べる ②プライバシーを尊重する ③秘密を守る ④侵襲が加わることへの同意を得る ⑤依頼を受けた場合、重要決定を下す援助をする
2．善行	患者に最善の利益をもたらせ	①患者の権利を保護、擁護する ②患者に危害が及ぶことを防ぐ ③障害者を援助する ④危機に瀕した人を援助する
3．無危害	患者に危害を与えるな	①殺さない ②苦痛や苦悩を与えない ③能力を奪わない ④不愉快にさせない ⑤患者の人生から良いものを奪わない
4．正義	人に対して公正に対処せよ	患者を差別しない、公正公平に対処する

●**インフォームドコンセントが免除される場面**

➡免除されるのは、**緊急時、措置入院などの法律による特別処置、患者の拒否**

QOL の構成要素

健康意識
安寧感、健康感、
満足感など

自覚的
疼痛、息切れ、
食欲不振、鬱的
気分など

知的精神的
計算、記憶、言語
能力、理解など

身体的
食事、排泄、着衣、
入浴、移動、電話
対応、バス乗車
など

社会経済的
仕事、家事、余暇
活動、婚姻状態、
交友関係など

> **＋α　呼吸器疾患と QOL 向上〈頻出〉**
> ・COPD ➡ 在宅酸素療法（HOT）
> ・COPD ➡ 非侵襲的陽圧換気（NPPV）
> ・神経筋疾患 ➡ 在宅人工呼吸（HMV）

4　関連法規と保険診療

〈傾向〉問題はどんな感じで出題される？

「一類感染症はどれか？」「直ちに保健所に届け出が必要な感染症はどれか？」

「国民医療費の総金額／疾患別順位は？」「診療報酬の点数が加算できないものは何か？」

〈対策〉何を勉強すればいい？

• 数が少ない一〜三類の感染症を覚える！

• 保健所に届け出しなければならない感染症を覚える！

• 国民医療費の数字を押さえる！

• 診療報酬点数の加算と疾患や病態の関係性を覚える。

> **保健所への届け出〈頻出〉**
> ・一〜四類は直ちに保健所へ届け出
> ・五類は、侵襲性髄膜炎菌感染症、風し
> ん、麻しんのみ直ちに保健所へ届け出

感染症類型（頻出のみ抜粋）

一類感染症 （全数届出）	痘そう、ペスト、エボラ出血熱、ラッサ熱、クリミア・コンゴ出血熱、南米出血熱、マールブルグ病 →一類感染症は熱系が多い
二類感染症 （全数届出）	重症急性呼吸器症候群（SARS）、中東呼吸器症候群（MERS）、鳥インフルエンザ（H5N1）、鳥インフルエンザ（H7N9）、ジフテリア、結核、急性灰白髄炎 →二類感染症はアルファベット系が多い
三類感染症 （全数届出）	コレラ、腸チフス、パラチフス、細菌性赤痢、腸管出血性大腸菌感染症 →三類感染症はお腹系の疾患が多い。特定の職業への就業により集団感染の恐れあり
四類感染症 （全数届出）	オウム病、日本脳炎、鳥インフルエンザ（H5N1 および H7N9 を除く）ほか →四類の感染経路は動物や飲食物を介して感染
五類感染症 （全数届出）	侵襲性髄膜炎菌感染症、風しん、麻しん バンコマイシン耐性黄色ブドウ球菌感染症、百日咳、 後天性免疫不全症候群ほか
五類感染症 （定点届出）	インフルエンザ（鳥インフルエンザおよび新型インフルエンザ等感染症を除く）、ペニシリン耐性肺炎球菌感染症、メチシリン耐性黄色ブドウ球菌感染症ほか →五類感染症に新型コロナウイルス感染症追加へ（2023（令和5）年5月8日から）

第1部 呼吸療法総論

Check Point!

保険診療：ここだけは押さえておこう！〈頻出〉

+α 医療費増加〈頻出〉
肺がんと慢性閉塞性肺疾患は医療費が20年間増加し続けている。

- ☑ 令和3（2021）年度の国民医療費は **44.2兆円。**
- ☑ 呼吸器疾患の医療費の順位は、**1位：急性上気道感染症、2位：気管支喘息、3位：肺炎、4位：肺がん、5位：慢性閉塞性肺疾患（COPD）、6位：結核**の順である。
- ☑ 睡眠時無呼吸症候群（SAS）は、在宅持続陽圧呼吸療法の適応であり、**在宅人工呼吸の適応はない。**
- ☑ 呼気終末二酸化炭素濃度測定（カプノメータ）は、**気管挿管あるいは気管切開下に人工呼吸器の装着**もしくは**自発呼吸が不十分な時**に適応となる。
- ☑ 経皮的動脈血酸素飽和度（パルスオキシメータ）は**呼吸不全**で酸素吸入している時か、その必要性がある時に限られる。

要点振り返りチェック！

1 タンク型の陰圧式人工呼吸器の作製は（　1838　）年で、タンクベンチレータ（　鉄の肺　）の作製は（　1929　）年である。

2 結核予防法は（　1951　）年に成立して（　2007　）年に新感染症法に統合されている。

3 パルスオキシメータの開発は（　1975　）年で、臨床応用は（　1983　）年である。

4 在宅酸素療法の保険適用は（　1985　）年で、在宅人工呼吸療法の保険適用は（　1990　）年である。

5 主要死因別死亡率上位 5 位以内のうち過去 10 年間で増え続けているのは、（　悪性新生物　）、（　心疾患　）、（　老衰　）である。

6 主要死因別死亡率上位 5 位以内のうち過去 5 年間で減り続けているのは、（　脳血管疾患　）、（　肺炎　）である。

7 再興感染症は、黄熱、（　デング　）熱、ジカ熱、リーシュマニア症、（　エキノコックス　）症、（　サルモネラ　）感染症、マラリア、ペスト、コレラ、（　ジフテリア　）、狂犬病、結核である。

8 クリニカルパスの目的は、①リスク管理・（　安全対策　）への寄与、②情報共有、③良質な医療の（　標準化　）、④（　患者中心　）の医療の構築、⑤（　医療従事者のレベル　）の向上、⑥（　医療資源　）の節約である。

9 生命倫理の原則は、（　自律尊重　）、（　善行　）、（　無危害　）、（　正義　）の 4 つである。

10 QOL の構成要素のうち、健康意識には、（　安寧　）感や健康感、満足感がある。

11 一類感染症には、（　エボラ出血　）熱、（　痘そう　）、（　ペスト　）、（　ラッサ　）熱、クリミア・コンゴ出血熱、南米出血熱、マールブルグ病がある。

12 呼吸器疾患の医療費の順位は、①急性上気道感染症、②気管支喘息、③肺炎、④（　肺がん　）、⑤（　慢性閉塞性肺疾患　）、⑥結核である。

13 睡眠時無呼吸症候群は、（　在宅持続陽圧呼吸療法　）の適応であり、（　在宅人工呼吸　）の適応はない。

引用・参考文献

1) 3 学会合同呼吸療法認定士認定委員会 テキスト編集委員会編. 第 26 回 3 学会合同呼吸療法認定士認定講習会テキスト. 2021.

2) 西信一監修. 毎日使えて基礎が身につく！ 2022-2023 呼吸療法認定士 "合格チャレンジ"100 日ドリル（みんなの呼吸器 Respica 別冊）. 大阪, メディカ出版, 2022, 232p.

（奥野将太）

第 2 部

呼吸不全の
病態・解剖生理

1　呼吸器の解剖

呼吸は、ガス交換を行う肺とそれを包んでいる胸郭との総合的な働きで行われる。呼吸器は、空気の通り道である気道とガス交換を行う肺胞で構成されている。

気道

- 気道は、**鼻腔・咽頭・喉頭**で構成される**上気道**と**気管・気管支・細気管支**で構成される**下気道**に分けられる。
- 上気道は、吸入する空気の加湿や加温を行うことに優れており、さらには異物の侵入を防ぎ捕まえる役割がある。
- 下気道は、気管や気管支の壁にある線毛運動によって異物を咽頭へ送り出し、喀痰を排出する役割を担っている。

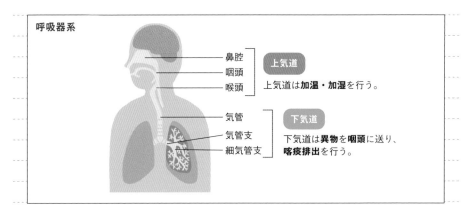

呼吸器系

鼻腔
咽頭
喉頭

上気道
上気道は**加温・加湿**を行う。

気管
気管支
細気管支

下気道
下気道は**異物**を**咽頭**に送り、**喀痰排出**を行う。

気管支の解剖

- 気管は、**第 4～5 胸椎**の高さで左右の主気管支に分岐する。
- **右主気管支は太くて短く**、気管分岐部は**約 25°**である。一方で、**左主気管支は細く長く**、気管分岐部は**約 45°**である。**右分岐**の方が角度が**小さい**ため、**異物が侵入しやすく誤嚥を起こしやすい**とされている。
- 気管支軟骨が見られるのは気管支までで、細気管支レベルでは線毛円柱上皮細胞と線毛のないクララ細胞が混在し、気管支軟骨は消失する。

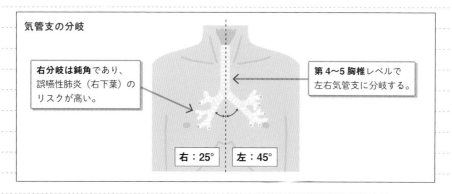

気管支の分岐

右分岐は鈍角であり、誤嚥性肺炎（右下葉）のリスクが高い。

第4～5胸椎レベルで左右気管支に分岐する。

右：25°	左：45°

肺

- 肺は、**右肺**が**3葉**（上葉・中葉・下葉）に分かれ、**左肺**が**2葉**（上葉・下葉）に分かれる。

- 肺区域は、**右肺に10個**、**左肺に8個**ある。

- 肺の外側には胸膜腔（胸腔）が存在し、胸膜は肺に被っている**臓側胸膜**と、その外側にある**壁側胸膜**によって形成された空間である。

- 肺胞総表面積は約130m^{2}であり、そのうち約126m^{2}が毛細血管と接触しているため赤血球は効率よくガス交換を行うことができる。

- 気管支と肺を栄養する気管支動脈の血液量は、健常人では心拍出量の1～2%である。気管支拡張症や肺の炎症性疾患では気管支動脈は拡張・増殖し、血痰の原因となり、気管支動脈と肺動脈の間にシャントを作ることがある。

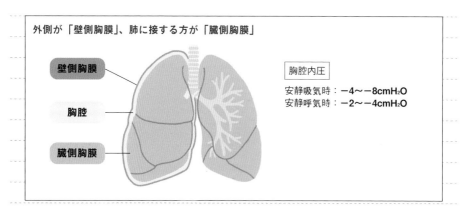

外側が「壁側胸膜」、肺に接する方が「臓側胸膜」

壁側胸膜

胸腔

臓側胸膜

胸腔内圧
安静吸気時：−4～−8cmH$_2$O
安静呼気時：−2～−4cmH$_2$O

第2部　呼吸不全の病態・解剖生理

2　換気のメカニズム

- 換気とは、呼吸運動にて横隔膜などの呼吸筋が収縮・弛緩した結果、大気中の酸素や二酸化炭素が気道を介して肺胞内に出入りすることである。
- 高度の身体的フレイルやサルコペニアを有している場合や、筋萎縮性側索硬化症（ALS）や多発性硬化症（MS）などの神経筋疾患や難病の影響にて吸気筋力が低下している場合では、肺胞低換気をきたす恐れがある。

3　呼吸のメカニクス

気道抵抗

- **気道抵抗**は**口**から**肺胞**までの気道の通りにくさを表している。ガスが 1 本の管を流れる時にその両端に働く圧較差と気流速度は比例関係にあり、これを「**ポアズイユの法則**」と呼ぶ。
- 気道抵抗（R）は、**半径の 4 乗に反比例して**大きくなる。

　➡例えば、内径 4mm の気管チューブでは、同じ長さの内径 8mm の気管チューブよりも 16 倍の抵抗がかかる。臨床場面では、痰などの分泌物が気道に沈着するなどして流速や管径に変化が生じ、必要な圧が流量の 2 乗に比例して大きくなる。

コンプライアンス

　➡コンプライアンスは肺・胸郭の膨らみやすさを表すものである。

- **静肺コンプライアンス**：吸気ポーズがかかっている時の肺胞内の圧から計算されるコンプライアンスのことである。
- **動肺コンプライアンス**：空気の流れのある状態での最高気道内圧から計算されるコンプライアンスである。

> **静肺コンプライアンス（Cst）＝　一回換気量（Vt）／（ポーズ圧－ PEEP）**
>
> **動肺コンプライアンス（Cdyn）＝　一回換気量（Vt）／（最高気道内圧－ PEEP）**

PEEP：呼気終末陽圧

4 ガス交換

- 呼吸器でのガス交換は、酸素を取り込み二酸化炭素を排出する役割を担っている。
- ガス交換は、終末細気管支より末梢側の**呼吸細気管支・肺胞管（肺胞道）・肺胞嚢**にて行われる。**気管から終末細気管支**までの部分はガス交換に関与しないために**解剖学的死腔**と呼ばれる。
- 実際のガス交換は 0.25 秒の速さで行われ、拡散能に問題がなければ速やかに酸素分圧が向上する。一方で、二酸化炭素の拡散能は酸素の 20 倍もあるので、拡散障害によって高二酸化炭素血症をきたすことは少ない。

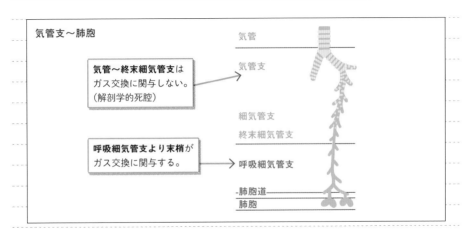

気管支〜肺胞

気管〜終末細気管支はガス交換に関与しない。
（解剖学的死腔）

呼吸細気管支より末梢がガス交換に関与する。

気管
気管支
細気管支
終末細気管支
呼吸細気管支
-肺胞道
肺胞

5 酸素と二酸化炭素の運搬

ガスの運搬

- 酸素を肺から細胞へ、二酸化炭素を細胞から肺へ血液を介して運ぶことをガスの運搬という。
- 血中の大部分の酸素（約97%）は、ヘモグロビン（Hb）と結合した**結合酸素**として組織に運ばれている。
- 残りの酸素（3%）は、**溶存酸素**として血液に溶けて存在している。

酸素解離曲線

- 酸素解離曲線は、酸素に対する Hb の結合度合いを表している。酸素解離曲線の横軸では PaO_2、縦軸では動脈血酸素飽和度（SaO_2）を示している。
- ショック時など CO_2 が体内に急速に貯留した際には、**①体温上昇、②pH の低下、③$PaCO_2$ 上昇、④アシドーシス、⑤ 2,3- ジホスホグリセリン酸（2,3-DPG）の増加**をきたし、酸素解離曲線が**右方偏移**する。
  ➡ このような pH が低下し Hb が酸素を放出しやすくなる状態を **Bohr 効果**という。
- 一方で、生体内が**アルカローシス**となると酸素を離さなくなるため、酸素解離曲線が**左方偏移**する。このような状態になると組織に酸素供給が行われにくくなる。

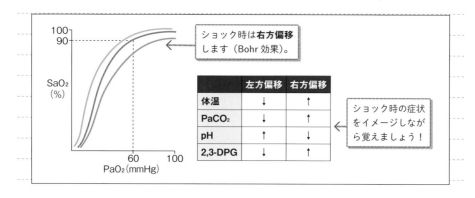

ショック時は**右方偏移**します（Bohr 効果）。

	左方偏移	右方偏移
体温	↓	↑
$PaCO_2$	↓	↑
pH	↑	↓
2,3-DPG	↓	↑

ショック時の症状をイメージしながら覚えましょう！

6　肺循環

- 肺静脈は肺毛細血管から血液を集め、**気管支と併走せずに気管支の間（小葉間）**や区域間を走り、肺門で**上下 2 本の太い静脈**として肺から左心房に入る。
- 肺動脈圧は、**血圧の 1/6 程度**、肺血管抵抗は**全身血管抵抗の 1/10 程度**である。
- 肺血管の壁は薄く、血流の増加に対して柔軟に拡張し、酸素需要に応じた心拍出量の増加にも血管抵抗をほとんど変えずに対応できる。

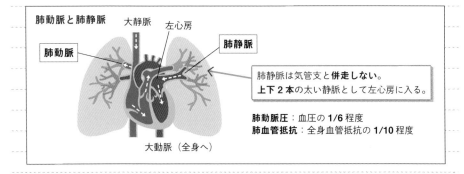

肺動脈と肺静脈

大静脈　左心房

肺動脈

肺静脈

肺静脈は気管支と**併走しない**。
上下2本の太い静脈として左心房に入る。

肺動脈圧：血圧の**1/6程度**
肺血管抵抗：全身血管抵抗の**1/10程度**

大動脈（全身へ）

7 呼吸中枢と呼吸の調節

呼吸中枢

- 呼吸の大きさやリズムは、**脳幹部**の延髄から橋に存在する呼吸中枢によって決定される。その中でも**呼吸リズム**は**延髄**の呼吸中枢で調節され、橋にある呼吸中枢はさらに細かい調節に関与している。
- 生体内の酸素や二酸化炭素、pH レベルは化学受容体によって調節されている。
- 化学受容体には延髄にある**中枢化学受容体**と、頸動脈・大動脈にある**末梢化学受容体**がある。
- 中枢化学受容体は、脳脊髄液の水素イオン（pH）や二酸化炭素の増加に反応する。
- 末梢化学受容体は、総頸動脈の分岐部に存在する**頸動脈小体**と大動脈弓に存在する**大動脈小体**がある。
- 頸動脈小体は舌咽神経を介して、大動脈小体は迷走神経を介して脳幹部へ伝達を行っている。
- 頸動脈小体は**動脈血酸素分圧（PaO_2）の低下**や**動脈血二酸化炭素分圧（$PaCO_2$）の上昇、動脈血の pH 低下**に反応する。

神経系

- 呼吸中枢は**延髄網様体**に存在する。さらに、末梢神経である**横隔神経**は**第3～5頸髄（C3～5）**から出て横隔膜を支配しているため、第6頸髄より下位で脊髄への障害が起こっても横隔膜による呼吸運動は残るとされる。
- 肺や気管支の神経は、迷走神経と交感神経に支配されている。

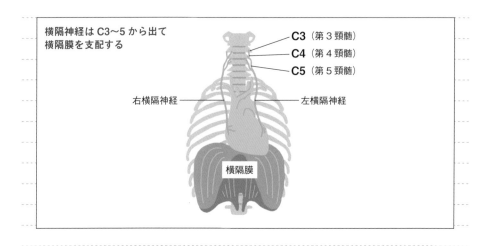

横隔神経は C3〜5 から出て
横隔膜を支配する

C3（第 3 頸髄）
C4（第 4 頸髄）
C5（第 5 頸髄）

右横隔神経　　　　　　　　　左横隔神経

横隔膜

呼吸筋と呼吸運動

呼吸を行うには筋肉の収縮が必須だが、吸気と呼気ではそれぞれ働く筋肉が異なる。

● **吸気**

・安静吸気時に働く筋肉は主に**横隔膜**と**外肋間筋**である。深吸気時に働く筋肉（呼吸補助筋）として、**斜角筋、胸鎖乳突筋、脊柱起立筋、肋骨挙筋**がある。

● **呼気**

・呼気時には横隔膜が弛緩し、肺は自らの持つ弾性（縮もうとする力）によって収縮する。

・呼気の補助筋には、**内肋間筋、腹直筋、外腹斜筋、内腹斜筋、腹横筋**がある。

	安静時	深吸気（努力呼吸）
吸気	①横隔膜 ②外肋間筋 ③傍胸骨内肋間筋	①斜角筋 ②胸鎖乳突筋 ③脊柱起立筋 ④肋骨挙筋
呼気		①内肋間筋 ②腹直筋 ③外腹斜筋 ④内腹斜筋 ⑤腹横筋

要点振り返りチェック！

1 気道は、（　鼻腔　）、（　咽頭　）、（　喉頭　）で構成される上気道と（　気管　）、（　気管支　）、（　細気管支　）で構成される下気道に分けられる。

2 主気管支は（　第4〜5胸椎　）の高さで左右の気管支に分岐する。気管分岐部の角度は右主気管支が（　約25°　）、左主気管支は（　約45°　）である。

3 肺実質の外側には胸腔が存在する。胸腔は、肺実質に接している（　臓側胸膜　）と、外側の（　壁側胸膜　）によって形成された空間である。

4 気道にガスが流れるときに働く圧較差とその気流速度が比例関係にあることを、（　ポアズイユ　）の法則という。

5 気道の抵抗は（　半径　）の（　4乗　）に反比例して大きくなる。

6 静的コンプライアンス（Cst）は、一回換気量 /（　ポーズ圧　）− PEEP で計算される。

7 動的コンプライアンス（Cdyn）は、一回換気量 /（　最高気道内圧　）− PEEP で計算される。

8 （　気管　）から（　終末細気管支　）までの部分はガス交換に関与しないため、（　解剖学的死腔　）と呼ばれる。

9 ガス交換は（　0.25秒　）の速さで行われ、二酸化炭素の拡散能は酸素の（　20　）倍あるとされている。

10 生体ショック時は、（　体温上昇　）、（　pHの低下　）、（　$PaCO_2$上昇　）、（　アシドーシス　）、（　2,3-DPG増加　）などにより、酸素解離曲線は（　右方　）へ偏移する。この Hb が酸素を放出しやすくなる状態を（　Bohr効果　）と呼ぶ。

11 生体がアルカローシスの状態になると酸素を離さなくなり、酸素解離曲線は（　左方　）へ偏移する。

12 肺静脈は、気管支と併走せず気管支の間や区域間を走り、肺門で（　上下2本　）の太い静脈として肺から（　左心房　）に入る。

⓭ 肺動脈圧は血圧の（　1/6　）程度、肺血管抵抗は全身血管抵抗の（　1/10　）程度である。

⓮ 中枢化学受容体は脳脊髄液の（　水素イオン（pH）　）や（　二酸化炭素の増加　）に反応している。

⓯ 末梢化学受容体には頸動脈小体と大動脈小体がある。頸動脈小体は（　PaO_2　）の低下や（　$PaCO_2$　）の上昇、（　pH　）の低下に反応する。

⓰ 呼吸中枢は（　延髄網様体　）に存在する。末梢神経である横隔神経は（　第 3〜5 頸髄　）から出て横隔膜を支配している。

⓱ 安静吸気時に働く主な筋肉は（　横隔膜　）、（　外肋間筋　）である。

⓲ 深吸気時に働く呼吸補助筋として、（　斜角筋　）、（　胸鎖乳突筋　）、（　脊柱起立筋　）、（　肋骨挙筋　）がある。

⓳ 呼気時に働く呼吸補助筋には、（　内肋間筋　）、（　腹直筋　）、（　外腹斜筋　）、（　内腹斜筋　）、（　腹横筋　）がある。

引用・参考文献

1) 西信一監修. 毎日使えて基礎が身につく！2022-2023 呼吸療法認定士 "合格チャレンジ"100 日ドリル（みんなの呼吸器 Respica 別冊）. 大阪，メディカ出版，2022，232p.
2) 医療情報科学研究所編. 病気がみえる vol.4：呼吸器. 第 2 版. 東京，メディックメディア，2013，352p.
3) 田中真奈美. 解剖生理（特集：呼吸療法ひっかかりポイントテスト 50 問）. 呼吸器ケア. 14（9），2016，12-4.
4) 加瀬寛恵. 解剖生理・呼吸生理（特集：あなたの弱点救います！呼吸療法問題集）. 呼吸器ケア. 15（9），2017，8-11.

（若菜　理）

8 呼吸不全の概念・病態

Check Point!

☑ 呼吸不全：動脈血ガス PaO_2・$PaCO_2$ が基準値よりも上昇・低下することで呼吸に異常をきたしている状態。室内気吸入時 $PaO_2 < 60mmHg$

☑ Ⅰ型呼吸不全：**$PaCO_2$ は正常**、肺胞レベルのガス交換障害

☑ Ⅱ型呼吸不全：**$PaCO_2 > 45mmHg$**、肺胞低換気（換気障害、$A\text{-}aDO_2$ 正常）

☑ 急性呼吸不全：ARDS、呼吸中枢の急性障害・呼吸筋麻痺、自然気胸、急性肺塞栓症、慢性呼吸不全の急性増悪（COPD の増悪）

☑ 慢性呼吸不全：呼吸不全状態が少なくとも 1 カ月以上持続。**Ⅱ型呼吸不全の場合は、腎性代償により HCO_3^- が上昇**

> Ⅰ型呼吸不全とⅡ型呼吸不全の違いを覚えておきましょう。

> Ⅱ型呼吸不全の場合、HCO_3^- 値で慢性経過か急性経過かがわかります。

PaO_2：動脈血酸素分圧、$PaCO_2$：動脈血二酸化炭素分圧、$A\text{-}aDO_2$：肺胞気－動脈血酸素分圧較差、HCO_3^-：重炭酸イオン

肺胞低換気（換気障害）

● **動脈血ガス**：PaO_2 低下／$PaCO_2$ 上昇（$> 45mmHg$）／$A\text{-}aDO_2$ 正常

● **呼吸管理**

・換気補助または強制換気。

・換気の程度・自発呼吸の状態により NPPV か挿管人工呼吸管理。

肺胞レベルのガス交換障害（拡散障害、換気血流比不均等等、シャント）

● **動脈血ガス**：PaO_2 低下／$PaCO_2$ 正常か低下／$A\text{-}aDO_2 > 15mmHg$

● **呼吸管理**

・まずは酸素投与、必要なら換気補助。

肺胞低換気＋肺胞レベルのガス交換障害

● **動脈血ガス**：PaO_2 低下／$PaCO_2$ 上昇（$> 45mmHg$）／$A\text{-}aDO_2 > 15mmHg$

● **呼吸管理**

・まずは酸素投与、必要なら換気補助。

・換気補助を行わない場合、酸素投与は低流量から開始する（CO_2 ナルコーシスに注意）。

9 COPD（慢性閉塞性肺疾患）

病態

- タバコ煙を主とする有害物質を長期に吸入曝露することにより気流閉塞を生ずる肺疾患[1]。

- **気腫性病変**（肺胞領域の破壊）と**末梢気道病変**（末梢気道の炎症）がさまざまな割合で複合的に関与し起こる。

- 60歳以上に多く、男女比は 3：1。

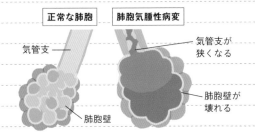

正常な肺　　　肺胞気腫性病変

気管支　　　　気管支が狭くなる

肺胞壁が壊れる

肺胞壁

診断 [1]

① **長期の喫煙歴**などの曝露因子がある。

② 気管支拡張薬吸入後のスパイロメトリーで**1秒率（FEV$_1$%）が70%未満**である。

③ ほかの気流閉塞をきたしうる疾患※が除外される。

　※気管支喘息、びまん性汎細気管支炎、先天性副鼻腔気管支症候群、閉塞性細気管支炎、気管支拡張症、肺結核、塵肺症、うっ血性心不全、肺がんなど。

	COPD の病期分類	定義
Ⅰ期	軽度の気流閉塞	%FEV$_1$ ≧ 80%
Ⅱ期	中等度の気流閉塞	50% ≦ %FEV$_1$ < 80%
Ⅲ期	高度の気流閉塞	30% ≦ %FEV$_1$ < 50%
Ⅳ期	極めて高度の気流閉塞	%FEV$_1$ < 30%

> 気管支拡張薬吸入後の
> 1秒率（FEV$_1$%）70%
> 未満が必須条件です。

%FEV$_1$：対標準1秒量（予測値に対する1秒量）

（文献1より改変）

症状・身体所見

- 労作時の呼吸困難、慢性の咳嗽、痰：徐々に進行するため症状に乏しいこともある。
- 進行すると、口すぼめ呼吸、樽状胸郭、Hoover 徴候、肺性心（浮腫・頸静脈の怒張）。
- 呼吸困難の評価指標として、mMRC スケールが使用される（→ p.194）。

画像所見

●胸部 X 線

- 肺野の透過性亢進
- 肺の過膨張所見（横隔膜の平低化と胸郭前後径の増加）
- 滴状心

●胸部 CT

- 気道壁の肥厚
- 気腫性病変（低吸収領域：LAA）

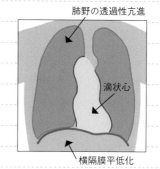

肺野の透過性亢進

滴状心

横隔膜平低化

管理目標 [1]

①現状の改善

症状・QOL の改善、運動耐容能と身体活動性の向上・維持。

②将来リスクの低減

増悪の予防、疾患進行の抑制と健康寿命の延長。

薬物療法

- 薬物療法では症状や重症度に応じて吸入薬が変更される。
- 気管支拡張薬として、長時間作用性抗コリン薬（LAMA）、長時間作用性 β_2 刺激薬（LABA）が主に用いられる。LAMA は閉塞隅角緑内障患者には禁忌。

> LABA + LAMA、ICS + LABA + LAMA、SABA など患者の病態・呼吸困難感の程度などにより選択されます。

- 吸入ステロイド薬（ICS）は ACO（喘息と COPD のオーバーラップ）症例に併用される。

非薬物療法

①禁煙（喫煙曝露の回避）

②ワクチン接種

③呼吸リハビリテーション：運動耐容能の改善に有効。栄養・感染予防などのセルフマネジメント、セルフコントロールのための患者教育を含める。薬物療法開始時期から導入、継続を要する。

④酸素療法：$SpO_2 \leqq 88\%$もしくは$PaO_2 \leqq 55mmHg$で導入（$55 < PaO_2 \leqq 60mmHg$かつ睡眠時または運動時に著しく低酸素血症をきたす場合、肺高血圧症を認める場合は導入開始）。

⑤換気補助療法：呼吸困難、起床時の頭痛、過度な眠気などの症状、肺性心などの徴候があり高二酸化炭素血症（$PaCO_2 \geqq 55mmHg$）や夜間の低換気（睡眠時呼吸障害）や増悪を繰り返す症例などで導入。

> NPPV は自発呼吸があることが必須条件です。また、分泌物が多い場合、十分な気道浄化が図れることが必要です。

10 気管支喘息

病態

- 気道の慢性炎症による変動性（可逆性）を持った気道狭窄（喘鳴・呼吸困難）や咳などの臨床症状で特徴づけられる疾患。

- 気道狭窄や咳は気道炎症や気道過敏性により引き起こされ、気道炎症が続くと**気道構造の変化（リモデリング）**が起こり、非可逆性の気流制限をもたらす。

- 抗原（アレルゲン）に対する特異的抗体が検出される**アトピー型**と検出されない**非アトピー型**に大別される。

気道リモデリング

正常な状態　　内壁が肥厚　　平滑筋

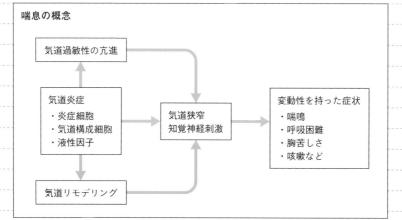

喘息の概念

気道過敏性の亢進

気道炎症
・炎症細胞
・気道構成細胞
・液性因子

気道狭窄
知覚神経刺激

変動性を持った症状
・喘鳴
・呼吸困難
・胸苦しさ
・咳嗽など

気道リモデリング

日本アレルギー学会 喘息ガイドライン専門部会監修，喘息予防・管理ガイドライン 2021．東京，日本アレルギー学会，2021，2．より転載

第2部　呼吸不全の病態・解剖生理

Check Point!

☑ リモデリングは主気管支だけでなく、末梢気道（細気管支）でも起こっていることを知っておくこと。

☑ アトピー型、非アトピー型の分類以外に、高齢者喘息、アスピリン喘息、肥満喘息、タバコ煙誘発喘息などの分類もある。

診断

● **喘息診断の目安** [2]

① 発作性の呼吸困難、喘鳴、胸苦しさ、咳の反復

② 変動性・可逆性の気流制限

③ 気道過敏性の亢進

④ 気道炎症の存在

⑤ アトピー素因

⑥ 他疾患の除外

> ①・②・③・⑥は診断に重要です。
> ④の気道炎症について、好酸球性の気道炎症の場合は喘息の診断価値が高く評価されます。

● **喘息の典型的な症状**

・喘鳴、息切れ、咳、胸部絞扼感のうち、複数の組み合わせが変動をもって出現する。

・夜間、早朝に増悪する傾向。

・症状が感冒、運動、アレルゲン曝露、天候、笑い、強い臭気などで誘発される。

疫学

- 有症率：**小児の 11〜14％、成人の 6〜10％程度。**
- 小児期〜若年層ではアトピー型が多く、成人の約 50％は非アトピー型（感染後の成人発症）が多い。
- 男 / 女比は、乳幼児〜小児：1.4、成人 0.8 程度とされている。

治療と管理　➡喘息は自己管理が重要！！

●症状コントロール

- 発作や喘息症状がない状態（気道炎症の制御および正常な呼吸機能）を保つ。
    - ➡呼気 NO 測定、喀痰好酸球検査で評価を行い、気道炎症を抑えることが重要。
- **ピークフロー（PEFR）は予測値の 80％以上かつ日内変動 10％未満**でコントロールする必要がある。
- 喘息と診断すれば必ず ICS を使用し、症状に応じて LABA や LAMA を使用する。
- ロイコトリエン受容体拮抗薬（LTRA）やテオフィリン徐放製剤を追加することもある。

●喘息発作に対する治療

小発作	・短時間作用性 β₂ 刺激薬（SABA）を吸入
中発作	・SABA を反復吸入（ネブライザー） ・ステロイド薬の全身投与 ・酸素吸入（SpO₂ 95％前後） ・**短時間作用性抗コリン薬（SAMA）**吸入の併用可（アミノフィリン点滴静注の併用可） ・アドレナリン皮下注の使用可
大発作	・SABA を反復吸入（ネブライザー） ・酸素吸入（SpO₂ 95％前後を目標） ・ステロイド薬の全身投与 ・SAMA 吸入の併用可 ・アミノフィリン点滴静注の併用可 ・アドレナリン皮下注の使用可
重篤発作	・上記治療を継続 ・酸素投与で十分な酸素化が得られない場合（PaO₂ < 50mmHg）や、意識障害を伴う急激な PaCO₂ の上昇が見られる場合は気管挿管を行う

（文献 2 より作成）

発作を誘発しないよう自己コントロール、管理していくことが重要ですが、急性発作時には SABA などを使用し早期に発作をコントロールできるようにする必要があります。

● **将来のリスク回避**

- 呼吸機能の経年低下抑制、喘息死回避、治療薬副作用回避。

- 最重症では抗 IgE 抗体、抗 IL-5 抗体、抗 IL-5R α 抗体などの生物学的製剤、経口ステロイド薬、気管支熱形成術など考慮。

> 喘息治療の基本は ICS のため、口腔カンジダ症を予防することが重要です。吸入療法のため、吸入の手技を確認しましょう。

11 呼吸器感染症（特に肺炎）

概念・病態

- 呼吸器感染症はその部位により上気道炎（咽頭炎、喉頭炎）、気管支炎、肺炎などに分類されるが厳格に区別できないことも多い。

- 微生物による直接的または毒素などによる肺組織の破壊が主な病態。菌の種類、患者の免疫状態により病状は大きく異なる。

① **市中肺炎（CAP）**

② **院内肺炎（HAP）／医療・介護関連肺炎（NHCAP）**

- HAP：入院後 48 時間以上経過して発症した肺炎。

- NHCAP：1. 長期療養型病床群もしくは介護施設に入所（精神科病棟を含む）、2. 90 日以内に病院を退院、3. 介護を要する高齢者・身障者、4. 通院で継続的に血管内治療（透析・抗菌薬・化学療法・免疫抑制薬などの治療）を受けている、のいずれか 1 項目を満たす肺炎。

  ※多くは誤嚥性肺炎、耐性菌が起因菌の場合が多い。

③ **人工呼吸器関連肺炎（VAP）**：気管挿管、人工呼吸器開始後 48 時間後に新たに発症した肺炎（極めて重症）。

④ **免疫不全患者における日和見感染症としての肺炎**

⑤ **肺化膿症**：感染微生物により肺組織が壊死に陥り空洞を形成。

> VAP 予防のための VAP バンドルにより、感染を予防することが重要です。VAP バンドルの内容を知っておきましょう。

診断

●症状

・発熱・倦怠感などの全身症状・咳嗽、痰（特に膿性痰）、呼吸数増加。

●所見

・胸部 X 線・CT 異常、病変部に一致した coarse crackles、白血球数増加、CRP 上昇、脱水による BUN および Cre の上昇、喀痰塗抹・培養検査による起因菌検出。

治療

・市中肺炎重症度分類 A-DROP スコアを用いて判断。

　※ A-DROP スコア：肺炎の重症度分類で、1. 男性 70 歳以上、女性 75 歳以上、2. BUN21mg/dL 以上または脱水、3. SpO₂90％以下（PaO₂ 60mmHg 以下）4. 意識障害、5. 収縮期血圧 90mmHg 以下などの 5 指標から判断されるもので軽症～超重症までの分類がある。

●抗微生物薬投与

・原因微生物を同定し最も有効な抗微生物薬を使用するのが原則であるが、患者背景や重症度状況を考慮し比較的広域な抗菌薬を選ぶ。

・HAP の場合、基礎疾患や病態に応じた治療薬の選択が必要　➡ ガイドラインで推奨される抗菌薬選択が必要。

●呼吸管理

・低酸素血症の状態に応じて酸素療法が行われる。合併症がない場合は I 型呼吸不全が主体であるが、COPD や結核後遺症などの慢性呼吸不全やそれに準じた状態では II 型呼吸不全が悪化する場合がある。

・重症肺炎では NPPV や気管挿管下人工呼吸管理が行われる場合がある。

●予後

・患者の病態によるが、一般的に予後が良い順として CAP ＞ NHCAP ＞ HAP ＞ VAP である。

・感染予防（肺炎球菌ワクチンなど）および適切な治療管理が必要。

> 新型コロナウイルス感染症（COVID-19）の感染拡大に伴い、呼吸器感染症予防対策として手指消毒、含嗽、マスク着用が重視され、ワクチン接種は重症化予防のために実施されました。2023 年 5 月以降は感染症分類が二類から五類に引き下げられることに伴い、感染予防対策やワクチン接種の対応が変更になります。

12 肺結核症

概念と病態

- 結核菌（*mycobacterium tuberculosis*）によって起こる呼吸器感染症。感染経路は空気感染であり、患者の咳などに曝露することで感染する。
- 感染予防対策として N95 マスクの着用が必須。結核は感染と発病に分けて考える必要がある。

感染してから発症までの流れ

- 結核菌→肺内で滲出性病変（初感染病巣）を形成し、一部は肺内リンパ節で滲出性病変をつくる。これらを**初期変化群**という。90％は自然治癒する。
- しかし、大量の結核菌曝露や免疫力が低下している場合、およそ５％が初感染から数年以内に症状を発現し、肺結核を発症する（**一次結核症**または**初感染結核**）。
- 感染しても発病していない状態を**潜在性結核感染症（LTBI）**という（無症状であるがクォンティフェロン、T-SPOT 陽性）。
- 結核（排菌している場合）については、結核予防法により法的に隔離（二類感染症のため）。

診断

- 臨床症状：湿性咳嗽（痰のある咳）、微熱、寝汗、全身倦怠感、体重減少が主症状。
- 胸部 X 線所見：上葉や S^6 領域に浸潤性陰影や多発性の結節性陰影を認める。
- ３連痰（３日間連続の喀痰検査）による菌の確定が必要。抗酸菌塗抹陽性であっても、結核とは限らない。**非結核性抗酸菌（NTM）症**か否かは培養検査、PCR（遺伝子検査）により判断。

Check Point!

- ☑ 肺結核は抗酸菌による感染症だが、肺結核と似て非なるものとして、非結核性抗酸菌症がある。治療などは類似しているが、違いを覚えておこう。
- ☑ 非結核性抗酸菌症の場合は、排菌していても他の人に感染させることはない。

治療

- **INH**、**RFP** などの薬剤を長期多剤併用で投与する。副作用により継続できない場合はその都度代替薬を用いる。
- 近年増加している薬剤耐性結核では、感受性結果によって薬剤変更も視野に入れる必要がある。
- LTBI では、発症リスクが高い患者や感染後 2 年以内の早期患者に対し INH を 6 カ月間予防投与（RFP なら 4 カ月間）することにより発病予防を行う。

> **主な治療薬**
> ・イソニアジド（INH）
> ・リファンピシン（RFP）
> ・ピラジナミド（PZA）
> ・エタンブトール（EB）
> ・ストレプトマイシン（SM）

13　びまん性肺疾患

概念

胸部 X 線写真上にびまん性に肺病変を示す疾患の総称。

● **原因が不明なもの**

①特発性間質性肺炎（IIP）

②膠原病に伴う肺病変

● **原因があるもの**

①過敏性肺炎

②サルコイドーシス

③薬剤性肺炎

④放射線肺炎

⑤塵肺症

> **特発性間質性肺炎（IIP）の種類**
> ・特発性肺線維症（IPF）
> ・非特異性間質性肺炎（NSIP）
> ・急性間質性肺炎（AIP）
> ・特発性器質化肺炎（COP）
> ・剥離性間質性肺炎（DIP）
> ・呼吸細気管支炎を伴う間質性肺炎（RBILD）
> ・リンパ球性間質性肺炎（LIP）

診断

- **詳細な病歴の聴取・確認。**
- 胸部 X 線、胸部 CT 検査。
- 呼吸機能検査：多くのびまん性肺疾患の場合、拘束性換気障害を示す。肺拡散能力の低下。

※気腫化と線維化が混在する場合スパイログラムでは異常所見が乏しい場合がある。

- 気管支鏡検査。
- 外科的肺生検（胸腔鏡下手術：VATS）。

> ・住居：夏型過敏性肺炎など
> ・職業：塵肺、農夫肺など
> ・喫煙歴：IIP
> ・ペット：鳥飼病など
> ・薬剤使用歴：薬剤性肺炎
> ・加湿器使用歴：加湿器肺炎

治療

- 原因物質の除去、中止（過敏性肺炎・薬剤性肺炎など）。
- 薬物療法：根治療法ではないため、適応を選択。
  - ➡ 抗線維化薬や副腎皮質ステロイド薬、免疫抑制薬（シクロホスファミド、アザチオプリン、シクロスポリン、タクロリムス、ミコフェノール酸モフェチルなど）を疾患や活動性に応じて用いる。
- 呼吸管理：多くは I 型呼吸不全を示すため酸素吸入療法を行う。
  - ➡ 重症例ではハイフローセラピー（HFNC）、NPPV を含む人工呼吸管理が必要なことがある。

特発性間質性肺炎（IIP）

- **原因不明のびまん性炎症と線維化をきたす。**
- 最も多いのは IPF である。画像所見で通常型間質性肺炎（UIP）という。
- 慢性進行性、予後不良（発症から 5 年生存率 40%）、肺がんの合併高率、急性増悪致死率 50%。
- 聴診・視診：fine crackles を高率に認め、**ばち状指**を認めることもある。

ばち状指　　　　正常な場合は隙間ができる

- 胸部 X 線、胸部 CT 所見：肺野の縮小と蜂巣肺、びまん性のすりガラス陰影、網状陰影、線状陰影などを認める。
- 呼吸機能検査：拘束性換気障害、肺拡散能力の低下（**拡散障害**）。
- 血液、生化学的所見：CRP、乳酸脱水素酵素（LDH）などの上昇、KL-6、肺サーファクタントプロテイン（SP-A）、SP-D が上昇。
- 治療：副腎皮質ステロイド、免疫抑制薬（シクロホスファミド、アザチオプリン、シクロスポリン、タクロリムスなど）、抗線維化薬（ピルフェニドン、ニンテダニブ）。

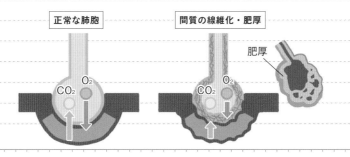

正常な肺胞　　　　　間質の線維化・肥厚

肥厚

過敏性肺炎

- **アレルゲンを繰り返し吸入することにより発症する肉芽腫性のアレルギー性肺疾患。**
- **夏型過敏性肺炎**：夏に多く、住居に発生するカビであるトリコスポロン属がアレルゲンとなるものが 7 割のほかに農夫肺（干し草に発生する放線菌）、鳥飼病（インコ、オウム、ハトなどの排泄物）がある。
- 胸部 X 線、胸部 CT 所見：びまん性の小粒状陰影やすりガラス陰影。
- 呼吸機能検査：拘束性換気障害、肺拡散能力低下。
- 気管支鏡検査：経気管支肺生検（TBLB）で肉芽腫と間質の炎症、気管支肺胞洗浄（BAL）でリンパ球、特に T リンパ球の増加。
- 診断：特定のアレルゲンに対する沈降抗体（IgG、IgA 抗体）が証明、環境誘発試験や特定のアレルゲンの吸入により症状が再現。
- 治療：入院により環境から離れる、副腎皮質ステロイド使用（速やかに症状改善）。

薬剤性肺炎

- **薬剤によって起こる肺の障害。**
- 抗菌薬などによるアレルギー機序と抗がん薬による非アレルギー機序がある。
- インターフェロン、漢方薬、メトトレキサート、生物学的製剤、分子標的薬などのあらゆる薬剤で起こり得る。
- 薬剤の中止が原則、改善なければ他疾患の可能性⇒除外されれば副腎皮質ステロイドにより治療。

サルコイドーシス

- **原因不明の全身性肉芽腫性疾患。最も頻度が高い病変部位は肺である。**
- 若年に多い。
- 胸部 X 線、胸部 CT 所見：両側肺門部のリンパ節腫大、さまざまな肺野陰影を示す。
- 自然治癒することもあるが、多くは副腎皮質ステロイドによく反応する。

14　ARDS（急性呼吸促迫症候群）

概念

●ベルリン定義

発症経過	臨床的な傷害や呼吸器症状の発現もしくは増悪から1週間以内	
胸部画像	両側性の陰影で胸水や無気肺、結節としては説明できない	
肺水腫	呼吸不全が心不全や輸液過剰としては説明できない（危険因子がなければ、心エコーの客観的指標で静水圧性肺水腫を除外）	
酸素化の障害 PEEP（もしくは CPAP）が 5cmH_2O 以上	$200 < PaO_2/F_iO_2 \leq 300$	軽症
	$100 < PaO_2/F_iO_2 \leq 200$	中等症
	$PaO_2/F_iO_2 \leq 100$	重症

（文献 4 より改変）

診断

- 肺障害の発症まで 1 週間以内であり、高度の I 型呼吸不全を示す。
- 胸部 X 線所見：両側のびまん性浸潤影が背側肺（下側肺）に見られる場合が多い。

管理と治療

- 全身状態の管理および原因となる病態を取り除くことが重要。
- 気道確保：肺コンプライアンスを改善、呼吸仕事量軽減を目指す。
- 酸素化の確保：**PEEP** の増加および必要最小限の酸素化を確保。PEEP により肺胞虚脱を防ぎ、機能的残気量を増やすことで酸素化の改善をもたらす。

> 高い PEEP により過膨張や循環抑制などの弊害を招く場合もあることを知っておきましょう。

- 肺保護戦略：①（過剰な圧による）肺傷害予防、②換気設定（一回換気量は予測体重を基準に 6〜8 mL/kg となるように設定）、③リクルートメント手技（無気肺の予防）、④腹臥位療法（換気血流比不均等の改善）
- 薬物療法：副腎皮質ステロイド、シクロホスファミド、免疫療法（生命予後を改善するデータはない）。

要点振り返りチェック！

❶ 呼吸不全とは室内気吸入時の PaO_2 が （　＜60mmHg　） の状態をいう。Ⅰ型呼吸不全では $PaCO_2$ は （　正常　）、Ⅱ型呼吸不全では $PaCO_2$ は （　＞45mmHg　） となる。

❷ 呼吸不全の病態には、肺胞低換気による （　換気障害　） と、肺胞レベルのガス交換障害である （　拡散障害　）、（　換気血流比不均等　）、（　シャント　） がある。

❸ （　Ⅱ型　） 呼吸不全の場合、急激な酸素投与による （　CO_2 ナルコーシス　） に注意する必要がある。

❹ COPD は有害物質を長期に吸入曝露することなどにより （　気流閉塞　） を生ずる肺疾患であり、（　気腫性病変　） と （　末梢気道病変　） がさまざまな割合で複合的に関与し起こる。

❺ COPD の診断基準は、①（　長期の喫煙歴　） などの曝露因子がある、②気管支拡張薬吸入後のスパイロメトリーで （　1秒率（$FEV_1\%$）が 70％未満　）、③ほかの気流閉塞をきたしうる疾患を除外することである。

❻ COPD 患者の特徴的な身体所見として、（　口すぼめ呼吸　）、（　樽状胸郭　）、（　Hoover 徴候　） がある。肺性心では （　浮腫　） や （　頸静脈の怒張　） が見られる。

❼ COPD の胸部 X 線所見では、肺の過膨張、（　横隔膜平低化　）、（　滴状心　）、（　肺野の透過性亢進　） などを認め、胸部 CT 所見では （　気道壁の肥厚　） と気腫性病変 （　低吸収領域（LAA）　） を認める。

❽ COPD の病期分類には （　%FEV_1　） を用いる。Ⅳ期は極めて高度の気流閉塞 （　%FEV_1＜30％　） を認める。

❾ COPD の管理目標として （　症状・QOL の改善　）、（　運動耐容能と身体活動性の向上・維持　）、（　増悪予防　）、疾患進行の抑制と健康寿命の延長がある。

❿ COPD の薬物療法では、（　LAMA　）、（　LABA　）、（　ICS　） などの吸入薬が病状に合わせて使用される。非薬物療法として禁煙、（　呼吸リハビリテーション　）、（　ワクチン接種　）、酸素療法、換気補助療法がある。

11 喘息は気道の慢性炎症を本態とし、変動性を持った気道狭窄による（　喘鳴　）、（　呼吸困難　）、胸苦しさや咳などの症状が認められる。気道炎症が持続することで（　リモデリング　）が起こり、非可逆性の気流制限をもたらす。

12 喘息には（　アトピー型　）と（　非アトピー型　）以外に、高齢者喘息、アスピリン喘息、タバコ煙・運動誘発喘息などがある。（　アトピー型　）は小児期〜若年に多く、（　非アトピー型　）は成人に多い。

13 喘息の管理目標は、（　症状のコントロール　）と（　将来のリスク回避　）が重要となる。

14 喘息の薬物療法では必ず（　ICS　）を用いる。症状に応じて、（　LABA　）、（　LAMA　）を追加する。ロイコトリエン受容体拮抗薬（LTRA）や（　テオフィリン徐放製剤　）を追加することもある。

15 最重症の喘息では、（　抗 IgE 抗体　）、（　抗 IL-5 抗体　）、抗 IL-5Ra 抗体などのバイオ製剤や（　経口ステロイド　）などを考慮する。

16 肺炎は（　市中肺炎（CAP）　）と（　院内肺炎（HAP）／医療・介護関連肺炎（NHCAP）　）に分類される。

17 抗酸菌感染症には結核菌による肺結核と（　非結核性抗酸菌（NTM）症　）がある。

18 結核患者の咳などに曝露することで（　空気感染　）するため、予防策として（　N95 マスク　）が必須である。

19 びまん性肺疾患の中で原因が不明なものとして、（　特発性間質性肺炎（IIP）　）と（　膠原病に伴う肺病変　）がある。

20 ARDS の重症度診断基準として（　ベルリン定義　）が用いられる。

21 ARDS の換気設定では、予測体重を基準に一回換気量が（　6〜8mL/kg　）となるよう換気量や気道内圧を調整する。

22 腹臥位療法は ARDS におけるガス交換障害の（　換気血流比不均等　）を改善させる効果がある。

第2部 呼吸不全の病態・解剖生理

引用・参考文献

1)　日本呼吸器学会 COPD ガイドライン第 6 版作成委員会編．COPD（慢性閉塞性肺疾患）診断と治療のための
　　ガイドライン 2022．第 6 版．東京，日本呼吸器学会，2022，280p.

2)　日本アレルギー学会喘息ガイドライン専門部会監修．喘息予防・管理ガイドライン 2021．東京，日本アレル
　　ギー学会，2021，247p.

3)　日本呼吸器学会びまん性肺疾患診断・治療ガイドライン作成委員会編．特発性間質性肺炎診断と治療の手引
　　き．改訂第 4 版．東京，日本呼吸器学会，2022，156p.

4)　ARDS Definition Task Force. Acute respiratory distress syndrome: the Berlin Definition. JAMA. 307（23），
　　2012, 2526-33.

5)　3 学会合同呼吸療法認定士認定委員会 テキスト編集委員会編．第 26 回 3 学会合同呼吸療法認定士認定講習
　　会テキスト．2021.

（下川満美）

15 肺がん

- 2021 年部位別がん死亡数の順位では、肺がんは男女計で 1 位（男性 1 位・女性 2 位）で、他のがんと比較しても多い状況である。

●2021 年部位別がん死亡数の順位

	1 位	2 位	3 位	4 位	5 位
男性	肺	大腸	胃	膵臓	肝臓
女性	大腸	肺	膵臓	乳房	胃
男女計	肺	大腸	胃	膵臓	肝臓

（文献 1 より改変）

- 肺がんのリスクとして、特に関係するものが喫煙であり、非喫煙者に比べ、男性では 4.4 倍、女性では 2.8 倍高くなる。

●肺がんの危険因子

- 喫煙（受動喫煙）
- 職業性曝露（アスベスト［石綿］、ラドン、ヒ素、クロム、PM2.5）
- COPD、間質性肺炎、肺結核などに罹患している
- 過去に肺がんに罹患したことがある
- 家族が肺がんに罹患したことがある

症状・検査

- 肺がんの症状としては、呼吸器系で見られる咳、痰、血痰、胸痛、動いた時の呼吸苦、発熱などがあるが、肺がんのできた場所や大きさなどで症状がでない場合もある。また各臓器に転移することで各臓器に関係する症状が出現し発見される場合もある。
- 検査は**最初に胸部単純 X 線検査**が行われ、次に **CT 検査**が行われる。検査結果より肺がんが疑われた場合は**気管支鏡検査**で組織を採取し肺がんを確定することになる。
- その他の検査として **MRI 検査**や **PET-CT** を行う場合もある。

病態・分類

- 肺がんは組織分類により小細胞がんと非小細胞がん（扁平上皮がん・腺がん・大細胞がん）に分類され、それぞれの特徴は下表になる。

組織型	小細胞がん	非小細胞がん		
		扁平上皮がん	腺がん	大細胞がん
頻度	20%	20～30%	50%	7%
好発部位	肺門・肺野 ともに発生	肺門 （肺野の発生も増加）	肺野	肺野
喫煙との関係	大きい	大きい	小さい	小さい
予後	不良	良い	不良	不良

（文献2より改変）

- 治療方針を決定する上で重要な要素の一つが、がんの進行状況を示す**ステージ（病期）**である。
- 肺がんのステージ（病期）はTNM分類（T：腫瘍の大きさ、N：リンパ節転移の有無、M：遠隔転移の有無）で決定される。ステージ分類については下図のようになる。

● TNM分類

		N0	N1	N2	N3	M1a	M1b 単発遠隔転移	M1c 多発遠隔転移
T1	T1a （≦1cm）	ⅠA1						
	T1b （1～2cm）	ⅠA2	ⅡB	ⅢA	ⅢB	ⅣA	ⅣA	ⅣB
	T1c （2～3cm）	ⅠA3						
T2	T2a （3～4cm）	ⅠB						
	T2b （4～5cm）	ⅡA						
T3	T3 （5～7cm）	ⅡB	ⅢA	ⅢB	ⅢC			
T4	T4 （＞7cm）	ⅢA						

（文献3より作成）

治療

- 肺がんの治療には大きく①薬物療法（抗がん薬［化学療法］、分子標的薬、免疫チェックポイント阻害薬）、②放射線療法、③外科治療（手術）がある。治療内容はステージの進行状況で決定される。

			軽 ———————————————————→ 重		
分類	ステージ I	ステージ II	ステージ ⅢA	ステージ ⅢB〜C	ステージ Ⅳ
治療	手術				
	放射線療法または化学放射線療法 ※：ステージ I 〜 II では手術不可能な場合に選択される				
					化学療法

（文献4より作成）

- 手術では、がんの**病巣のみを切除**するのではなく、**病巣を含むリンパ節郭清**が行われる。
- 術後再発率抑制のため抗がん薬治療を追加で実施する場合（ステージ II・III では推奨）は術後の定期的な観察が必要となる。
- 化学療法では2種類以上の抗がん薬を使用する治療が標準的である。
- 薬物療法時の有害事象として、悪心・嘔吐、骨髄抑制、下痢・便秘、末梢神経障害、脱毛、皮膚障害、間質性肺炎などがあり、症状などにおいては治療の中止または変更などが行われる場合もある。
- 患者や家族を含む緩和ケア療法も、治療を行っていく上で重要となってきている。

16 気胸

- 肺内の空気がさまざまな原因により胸腔内に漏れ、肺が**虚脱**し、しぼんでしまう状態。
- 胸腔内に漏れた空気が肺や心血管を圧迫すると早期治療を要する**緊張性気胸**になる可能性がある。
- 診断は身体症状、胸部X線検査で行われ、治療はカテーテル吸引や胸腔ドレナージで行われる。

分類

- 気胸は**自然気胸**と**外傷性の気胸**に分類される。
- 自然気胸は肺の基礎疾患がない**原発性自然気胸**と、肺の基礎疾患を背景に生じる**続発性自然気胸**がある。

原発性自然気胸	続発性自然気胸
肺に基礎疾患がない	肺に基礎疾患がある
• **背の高い痩せた10〜20代の男性**に発症しやすい • 重篤になりにくい • 再発しにくい	• 60代以降に多い • COPD・気管支喘息発作・間質性肺疾患がある • 重篤になりやすい • 再発率30〜50％

症状・診断

- 症状として、呼吸困難や胸膜性胸痛などがある。呼吸困難は気胸の大きさと進行の速さにより突然出現する場合や緩慢な場合もある。
- 身体所見は、気胸側の呼吸音の減弱や打診による過共鳴音などがある。
- 気胸が大きい場合は気管の対側偏位が見られる場合もあり、診断は胸部X線検査が主である。

治療

- 初回発症では重症度で治療方法が変わる。原則として**初回**は**内科的治療**で、**再発**した場合は**外科的治療**を選択する。
  初回で軽度：安静にして経過観察。
  初回で重度：チューブ挿入して水封または陰圧持続排気。
- 再発防止のため**肺膨張後**に癒着剤として**テトラサイクリン系薬剤、OK-432、自己血、フィブリン糊**などを注入する。
- **緊張性気胸**は肺や心血管の圧迫を解除する必要があり、早急に胸腔ドレナージ治療を行い、胸腔内の空気を排出する。

17 急性肺血栓塞栓症

- **肺血栓塞栓症（PTE）**の原因の90％が下肢あるいは骨盤内の静脈に生じる血栓である。このPTEと**深部静脈血栓症（DVT）**を併せて**静脈血栓塞栓症（VTE）**と総称される。
- 急性PTEは致死性の血管疾患であり、早期の診断・治療が必要となる。

●静脈血栓塞栓症（VTE）の分類

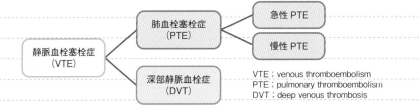

VTE；venous thromboembolism
PTE；pulmonary thromboembolism
DVT；deep venous thrombosis

第2部　呼吸不全の病態・解剖生理

症状・危険因子

- PTE は遊離した静脈血栓が肺動脈を閉塞する病態であり、肺高血圧や**右心負荷**、低酸素血症などをきたすことがある。症状としては、呼吸困難、胸痛、発熱、失神、咳嗽、喘鳴、冷汗、血痰、動悸などが現れる。特に**呼吸困難**と**胸痛**が主要な症状である。
- VTE の血栓形成の要因は、後天性危険因子と先天性危険因子に分類される。

●VTE の主な危険因子

後天性危険因子	外傷、骨折、各種手術、長期臥床、肥満、うっ血性心不全、慢性肺疾患、脳血管障害、抗リン脂質抗体症候群、薬物（ステロイド薬、経口避妊薬）、妊娠・産後、悪性腫瘍、加齢
先天性危険因子	プロテイン C（PC）欠乏症・プロテイン S（PS）欠乏症、アンチトロンビン欠乏症、高ホモシステイン血症

（文献 5 より作成）

診断・治療

●スクリーニング検査

- 胸部 X 線・心電図、**動脈血ガス分析**、D ダイマー、経胸壁心エコー検査がある。
- 動脈血ガス分析では**低酸素血症**、**低二酸化炭素血症**による**呼吸性アルカローシス**が特徴的所見である。
- その後の確定診断として、胸部 CT 検査、肺シンチグラフィー（換気、血流）、肺動脈造影と心臓カテーテル、MRI、経食道心エコー検査などの画像診断が行われる。

●急性 PTE の治療

- 循環動態を安定させる治療と、血栓を溶解および再塞栓を予防する薬物療法が行われる。

- 薬物療法の**初期治療（7 日まで）**は非経口抗凝固療法（**未分画ヘパリン**）を使用し、**維持治療（8 日〜3 カ月）**は経口抗凝固療法（**ワルファリン**）などに変更される。
- その他の治療として、カテーテルを使用した血管内治療、下大静脈フィルター留置術や外科的治療などがある。

●**初期治療と維持治療**

初期治療（0〜7 日）	維持治療（8 日〜3 カ月）
非経口抗凝固療法	経口抗凝固療法
未分画ヘパリン	ワルファリン （PT-INR：1.5〜2.5 になるよう調整投与）

PT-INR：プロトロンビン時間国際標準比

〈文献 6 より作成〉

18　急性心不全

- わが国における 2022 年の日本人の死因別死亡率では、心疾患は、悪性新生物に次ぐ 2 位となっており、心不全による死亡数も増加している。
- 入院した心不全患者の主な原因疾患は、**①虚血性心疾患**、**②高血圧**、**③弁膜症**の順に多い。
- 急性心不全とは「心臓の構造的および／あるいは機能的異常が生じることで、心ポンプ機能が低下し、心室の血液充満や心室から末梢への血液の駆出が障害されることで、種々の症状・徴候が複合された症候群が急性に出現あるいは悪化した病態」と定義される[7]。

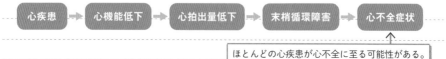

心疾患 → 心機能低下 → 心拍出量低下 → 末梢循環障害 → 心不全症状

ほとんどの心疾患が心不全に至る可能性がある。

病態・分類

●**急性心不全の病態**：血圧を参考としたクリニカルシナリオより、①急性心原性肺水腫、②全身的な体液貯留、③低心拍出、低灌流（心原性ショックを含む）の 3 つに分類される。

● 豆知識：循環器の左室駆出率（LVEF）

心不全の病型は、左室収縮能の指標である左室駆出率（LVEF）に基づき、LVEF が低下した心不全（HFrEF）、LVEF の保たれた心不全（HFpEF）、LVEF が軽度低下した心不全（HFmrEF）に分類される。

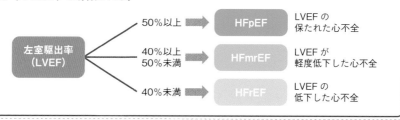

診断・治療

- 急性心不全の診断では症状・徴候と、血中の脳性ナトリウム利尿ペプチド（BNP）や N 末端プロ BNP（NT-proBNP）を参考に**フラミンガム診断基準**を用い診断を行う。

- 急性心不全の初期対応の目的として、血行動態の改善と酸素化の維持、呼吸困難などのうっ血症状・徴候の改善などがあり[7]、早期の診断・治療開始が重要となる。特に血行動態の不安定な急性冠症候群で、緊急なカテーテル治療（PCI）や状況により外科的手術の対象になる場合もある。

- **フラミンガム診断基準**では、**2 つ以上の大基準、もしくは 1 つの大基準と 2 つ以上の小基準**を満たす場合に**心不全**と診断する。

● フラミンガム研究における心不全の診断基準

大基準	大または小基準	小基準
発作性夜間呼吸困難	治療に反応して 5 日間で 4.5kg 以上の体重減少（これが心不全治療による効果なら大基準 1 つ、それ以外ならば小基準 1 つとみなす）	下腿浮腫
頸静脈怒張		夜間咳嗽
肺ラ音		労作性呼吸困難
胸部 X 線での心拡大		肝腫大
急性肺水腫		胸水貯留
拡張早期性ギャロップ（Ⅲ音）		肺活量減少（最大量の 1/3 以下）
中心静脈圧上昇（> 16cmH₂O）		頻脈（≧ 120 拍 / 分）
循環時間延長（25 秒以上）		
肝・頸静脈逆流		
（剖検での肺水腫、内臓うっ血や心拡大）		

2 つ以上の大基準、もしくは 1 つの大基準と 2 つ以上の小基準を満たす場合に心不全と診断する。

（文献 7 より転載）

19 睡眠時無呼吸症候群

- 睡眠時無呼吸症候群は、睡眠中に何度も呼吸停止または減弱化を繰り返すことにより睡眠の質が低下し、日中の眠気や倦怠感などの症状を引き起こすだけでなく、さなざまな疾患の発症・悪化にも関与する場合もある。

Check Point!

- ☑ **無呼吸**とは気流が **10 秒以上**停止した状態
- ☑ **低呼吸**とは呼吸振幅がベースラインの **50% 以下**となる状態

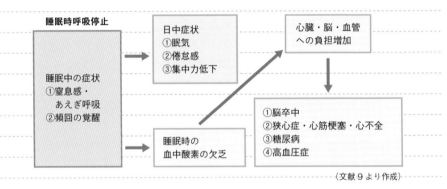

（文献 9 より作成）

成人の睡眠時無呼吸症候群では、高血圧症・脳卒中・心筋梗塞のリスクが上昇する。

分類・原因

- 睡眠時無呼吸症候群は、**閉塞性睡眠時無呼吸（OSA）**と**中枢性睡眠時無呼吸（CSA）**の 2 種類に分類される。

	閉塞性睡眠時無呼吸（OSA）	中枢性睡眠時無呼吸（CSA） （チェーンストークス呼吸を含む）
病因	上気道の狭窄	脳からの呼吸に対する指令の停止
発症に関連する因子	**1：肥満** 2：男性（年齢の上昇で性差は減少） 3：年齢（70 代まで増加）	脳卒中や心機能低下において発症するが、メカニズムは完全には解明されていない

診断・評価

- 身体所見と携帯型超音波診断装置による簡易検査や睡眠ポリグラフ検査（PSG）で、睡眠中の呼吸状態の評価・重症度の診断を行う。

- PSG で、1時間あたりの無呼吸と低呼吸を合わせた回数である無呼吸低呼吸指数（AHI）が5以上と、身体所見で睡眠時無呼吸症候群と診断。

身体所見		不眠の症状、睡眠時の呼吸停止などの窒息感で目覚める習慣性のいびき、高血圧、気分障害、うっ血性心不全、2型糖尿病
PSG	軽度	AHI：5〜15回/時間
	中等度	AHI：15〜30回/時間
	重症	AHI：30回以上/時間

治療

- **持続気道陽圧（CPAP）** が標準的治療とされている。

20　胸部外傷

- わが国における各部位の損傷症例数は、①下肢、②頭部、**③胸部** の順で外傷の発生頻度が高い[10]。

病態・治療

- 胸部には重要な臓器が多くあり、胸部の損傷は緊急性の高い病態を生じる可能性が高い。

Primary Survey で診断・治療を要する病態	気道閉塞、緊張性気胸、開放性気胸、**フレイルチェスト**、大量血胸、心タンポナーデ
Secondary Survey で診断・治療を要する病態	気胸、血胸、肺挫傷、気管・気管支損傷、鈍的心損傷、胸部大動脈損傷、横隔膜損傷、食道損傷

Check Point! 👀

☑ フレイルチェストとは、1本の肋骨が2カ所以上で骨折したものが3本以上連続して起きている状態。

● 胸部外傷の種類と治療

症状	治療
気道閉塞	気道確保
緊張性気胸	胸腔穿刺・胸腔ドレナージ
開放性気胸	胸腔ドレナージ後に開放創を閉鎖 注）開放創を先に閉鎖すると緊張性気胸を起こす危険性がある
フレイルチェスト	**陽圧呼吸管理**による**内固定**、外科的な外固定
大量血胸	胸腔穿刺・胸腔ドレナージ ①ドレナージ直後の 1,000mL 以上の出血 ②ドレナージ開始 1 時間後も 500mL 以上の出血持続 ③毎時 200mL 以上の出血が 3 時間以上持続 ④大量急速輸血でも血圧が安定しない 以上の場合は手術の適応になる
心タンポナーデ	心嚢穿刺

Check Point! 👀

☑ 心タンポナーデの症状として**①無脈性電気活動（PEA）**、**②心拍出量減少**、**③血圧低下**、**④ショック**がある。

要点振り返りチェック！

① 2021年部位別がん死亡数の順位では、肺がんは男女計で（　1位　）であり、危険因子として（　喫煙　）・（　職業性曝露　）などがある。

② 肺がんは（　小細胞　）がんと非小細胞がんの（　扁平上皮　）がん・（　腺　）がん・（　大細胞　）がんに分類され、（　腺　）がんは50％の頻度で発生する。

③ TNM分類のステージ（　Ⅰ・Ⅱ・ⅢA　）までは外科的治療が選択できる。

④ 自然気胸は、肺に基礎疾患のない（　原発性　）自然気胸と、肺に基礎疾患のある（　続発性　）自然気胸に分類される。

⑤ 気胸の初回治療は（　内科的　）治療で、再発の場合は（　外科的　）治療を選択する。

⑥ 肺血栓塞栓症（PTE）の主な原因は（　下肢あるいは骨盤内　）の静脈に生じる血栓である。

⑦ PTEでは肺高血圧や（　右　）心負荷、低酸素血症などをきたすことがある。

⑧ 急性PTEの抗凝固療法では、初期は（　未分画ヘパリン　）、維持期は（　ワルファリン　）を使用する。

⑨ 心不全の主たる原因疾患は（　虚血性心疾患　）・（　高血圧　）・（　弁膜症　）である。

⑩ フラミンガム診断基準では（　2つ以上　）の大基準、もしくは（　1つ　）の大基準と（　2つ以上　）の小基準を満たす場合に心不全と診断する。

⑪ 睡眠時無呼吸症候群は（　閉塞性睡眠時無呼吸（OSA）　）、（　中枢性睡眠時無呼吸（CSA）　）に分類される。

⑫ 睡眠時無呼吸症候群の標準的治療法は（　CPAP　）である。

⑬ フレイルチェストとは（　1本　）の肋骨が（　2カ所　）以上骨折したものが（　3本　）以上連続して起きている状態である。

⑭ 開放性気胸の治療においては（　胸腔ドレナージ　）後に（　開放創　）を閉鎖する。

第2部　呼吸不全の病態・解剖生理

引用・参考文献

1) がん研究振興財団. がんの統計 2023. https://ganjoho.jp/public/qa_links/report/statistics/pdf/cancer_statistics_2023_fig_J.pdf

2) 西信一監修. 毎日使えて基礎が身につく！2022-2023 呼吸療法認定士 “合格チャレンジ” 100 日ドリル（みんなの呼吸器 Respica 別冊）. 大阪, メディカ出版, 2022, 232p.

3) 日本肺癌学会編. 肺癌取扱い規約. 第 8 版. 東京, 金原出版, 2017, 4, 6.

4) 日本肺癌学会編. 肺癌診療ガイドライン：悪性胸膜皮腫・胸腺腫瘍を含む 2022 年版. 第 7 版. 東京, 金原出版, 2022, 584p.

5) 日本循環器学会ほか. 肺血栓塞栓症および深部静脈血栓症の診断, 治療, 予防に関するガイドライン（2017 年改訂版）. 2018, 7

6) 前掲書 5), 22.

7) 日本循環器学会 / 日本心不全学会合同ガイドライン. 急性・慢性心不全診療ガイドライン（2017 年改訂版）. https://www.j-circ.or.jp/cms/wp-content/uploads/2017/06/JCS2017_tsutsui_h.pdf

8) McKee, PA. et al. The natural history of congestive heart failure: the Framingham study. N Engl J Med. 285 (26), 1971, 1441-6.

9) 睡眠時無呼吸症候群（SAS）の診療ガイドライン作成委員会編. 睡眠時無呼吸症候群（SAS）の診療ガイドライン 2020. 東京, 日本呼吸器学会. 2020, 137p. https://www.jrs.or.jp/publication/file/guidelines_sas2020.pdf

10) 日本救急医学会 診療の質評価指標に関する委員会ほか. 日本外傷データバンクレポート 2022（2019.1-2021.12）. https://www.jtcr-jatec.org/traumabank/dataroom/data/JTDB2022.pdf

呼吸療法認定士制度が開始され、第 1 回認定試験が行われたのが 1996 年で、私が実習していた病院の指導をしてくれていた先生が受験をすることで知りました。就職後の一つの目標であり今みたいに過去問などもなく受験をした知り合いの先生方から情報をもらい、勉強していたことを思い出します。

資格を取得することは一つの目標ですが、呼吸治療に関する用語や治療内容を理解することで、さまざまな職種の方と共通の言葉で治療内容を共有することが重要であると考えます。

今回の学習がチーム医療の一つとして患者治療の一助となれば幸いです。

（緒方　孝）

第3部

血液ガス・肺機能検査

1　大気圧と血液ガス

肺胞内のそれぞれのガス分圧の内訳

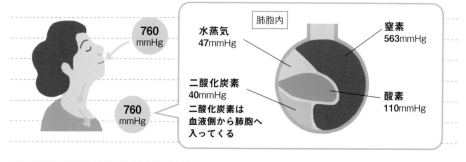

760 mmHg

760 mmHg

肺胞内

水蒸気 47mmHg

窒素 563mmHg

二酸化炭素 40mmHg
二酸化炭素は血液側から肺胞へ入ってくる

酸素 110mmHg

- 吸気した大気圧（760mmHg）は上気道を通る。この際にガスは加温・加湿され、飽和水蒸気圧となり、結果として **37℃の飽和水蒸気圧は 47mmHg** の分圧が必要となる。

- この 37℃・1 気圧の飽和水蒸気化した吸入気酸素分圧（P_IO_2）は以下の式で表される。

> **吸入気酸素分圧（P_IO_2）**＝（760mmHg － 47mmHg）× 0.21（21％）≒ **150mmHg**

- 肺胞内へ 150mmHg の圧を持つ酸素（O_2）が向かうが、すでに肺胞内には血液側から肺胞内に移動してきた二酸化炭素（CO_2）が存在している。

- CO_2 は呼気によって体外に排出しなければならないので、代わりに酸素分圧のスペースを CO_2 に譲ることとなる。

- このときの酸素分圧は肺胞気での分圧となるため、以下の式で表すことができる。

> **肺胞気酸素分圧（P_AO_2）**＝ 150mmHg － $PaCO_2$ / 0.8（**基準値：100～110mmHg**）
>
> ※ $PaCO_2$：動脈血二酸化炭素分圧
>
> ➡ $PaCO_2$ 40mmHg であれば、P_AO_2 ＝ 150 － 40 / 0.8 ＝ 100mmHg

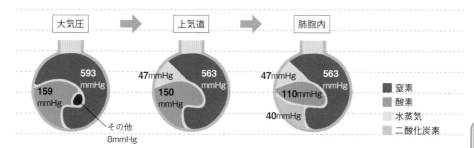

| 大気圧 | 上気道 | 肺胞内 |

■ 窒素
■ 酸素
■ 水蒸気
■ 二酸化炭素

Check Point! 👓

☑ 血液ガスの値は、それぞれのガスが受け持つ圧（＝分圧）を見ている。

（例）酸素分圧、二酸化炭素分圧、窒素分圧、水蒸気圧

☑ ヒトが吸気で取り込んだ大気（760mmHg ＝ 1 気圧）は、肺胞内の限られたスペースで
それぞれのガス分圧が共存し合う。

2　A-aDO₂ とガス交換能

> 肺胞気 - 動脈血酸素分圧較差（A-aDO₂）＝ $P_AO_2 - P_aO_2$　（**基準値：10mmHg**）

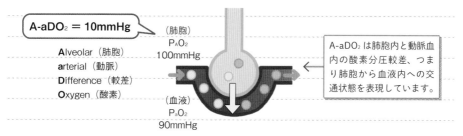

$A\text{-}aDO_2 = 10\text{mmHg}$

Alveolar（肺胞）
arterial（動脈）
Difference（較差）
Oxygen（酸素）

（肺胞）
P_AO_2
100mmHg

（血液）
P_aO_2
90mmHg

A-aDO₂ は肺胞内と動脈血内の酸素分圧較差、つまり肺胞から血液内への交通状態を表現しています。

Check Point! 👓

☑ 換気血流比不均等や拡散障害によって肺内のガス交換が障害されると、**A-aDO₂ は開大**する。

☑ ガスは拡散により、圧の高い方から低い方へ肺胞～血液間を往来できる。

☑ CO₂ は拡散しやすい性質を持ち、その能力は**酸素の 20 倍**にもなる。

☑ A-aDO₂ は吸入酸素濃度（F₁O₂）0.2～0.4 までの間は特に依存し、急峻に変化する。

血中に CO_2 がたまる原因

- 肺胞内の CO_2 がたまっていると肺胞内と動脈血の二酸化炭素分圧は同じくらいになり、血液内の CO_2 は肺胞内へ移動しにくくなる。そのため、上気道から酸素を投与しても肺胞には届かなくなる。
- 適切に換気が行われると、たまった CO_2 が体外に排出されるのでガス交換能は早く回復する。

吸収性無気肺が起こるしくみ

- 人工呼吸では F_IO_2 が大きくなると、肺胞内に窒素のスペースがなくなり、酸素だけになる。肺胞内の酸素は拡散によって血管内に吸収されるため、肺胞内は空になってつぶれてしまう。

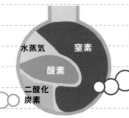

「二酸化炭素」のひとりごと
CO_2 ナルコーシスの時は、とにかく有効な換気を優先してほしいんです。

「窒素」のひとりごと
私はガス交換に関与しないから肺胞内にとどまっている。私がいるから実は肺胞が虚脱しないのです。

Check Point!

- ☑ F_IO_2 が上がれば、肺胞気酸素分圧（P_AO_2）も上がる。
- ☑ **窒素はガス交換には関与しない**。ただし、酸素分圧や二酸化炭素分圧が大きい場合はそのスペースを譲る。

3　　低酸素血症の主軸は4つ

①換気血流比不均等（V_A/Q ミスマッチ）

- 低 V_A/Q 領域（シャント様効果：$V_A < Q$）➡血流に比べ**換気が著しく小さい**。
- 高 V_A/Q 領域（死腔様効果：$V_A > Q$）➡換気に比べ**血流が著しく乏しい**。

V_A：肺胞換気量　　Q：血流量

②シャントと死腔

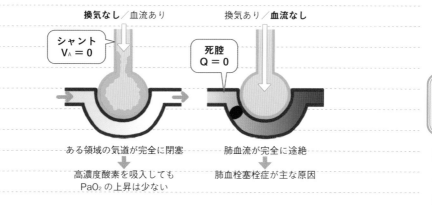

換気なし／血流あり

シャント
$V_A = 0$

ある領域の気道が完全に閉塞

高濃度酸素を吸入しても
PaO_2 の上昇は少ない

換気あり／**血流なし**

死腔
$Q = 0$

肺血流が完全に途絶

肺血栓塞栓症が主な原因

- **肺胞死腔（＝病的な死腔）と解剖学的死腔（＝気管から終末細気管支：2.2mL/kg）**
- 生理学的死腔（V_D）＝肺胞死腔＋解剖学的死腔
- 生理学的死腔率 ＝ V_D/V_T ＝（$P_ACO_2 - P_ECO_2$）／P_ACO_2　（**基準値：25～35%**）

V_T：一回換気量　　　P_ACO_2：肺胞気における CO_2 分圧　　　P_ECO_2：平均呼気 CO_2 分圧

③肺胞低換気

- **一次性肺胞低換気**（肺内病変を伴わない肺胞低換気）：**A-aDO$_2$ は正常、V_D/V_T は正常**

  （例）神経筋疾患、脊髄損傷、脳幹部障害、代謝性アルカローシスなど

- **二次性肺胞低換気**（肺内や胸郭の異常による肺胞低換気）：**A-aDO$_2$ は開大、V_D/V_T は増加**

  （例）高度 COPD、側弯症、結核後遺症、肺疾患に伴う呼吸筋疲労など

- **$PaCO_2$ と肺胞換気量（V_A）の関係**

  $PaCO_2 \times$ 肺胞換気量（V_A）≒一定　（**$PaCO_2$ と換気は反比例の関係にある**）

④拡散障害

- 肺胞膜を介して、肺胞気側と肺毛細血管側の間でガス交換が正常に行われにくい状態（指標ガス分圧が平衡に達しない状態）にある。

- 拡散障害の影響（拡散制限）を評価できる指標として、**A-aDO₂**（ガス交換障害に対する包括的指標）、**D_LCO**、**D_LNO**（拡散制限の臨床的指標、定量的評価ができる）がある。

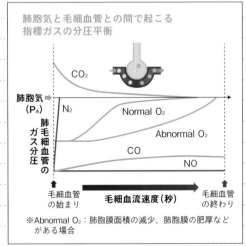

肺胞気と毛細血管との間で起こる
指標ガスの分圧平衡

※Abnormal O_2：肺胞膜面積の減少、肺胞膜の肥厚などがある場合

（文献 1 より改変）

4　血液ガスの基準値と記号

血液ガスの各基準値（安静時の室内気呼吸下）

項目	基準値
PaO_2	80〜100mmHg
$PaCO_2$	40 ± 5mmHg
動脈血 pH	7.4 ± 0.05
HCO_3^-	24 ± 2mmo/L
P/F ratio	400 以上 （PaO_2 80/F_IO_2 0.2）

どのような状態のガスを見ているのか？
P：pressure（分圧）
S：saturation（飽和度）

$$PaO_2$$ ←ガス

どこ（場所）に存在するガスなのか？
a：artery（動脈）
A：Alveolar（肺胞）
ET：End-Tidal（呼気終末）
　小文字→液相に存在
　大文字→気相に存在

5 　酸と塩基と平衡

Henderson-Hasselbalch の式

$$pH = \log 1 / [H^+] = 6.1 + \log [HCO_3^-] / 0.03 \times PaCO_2$$

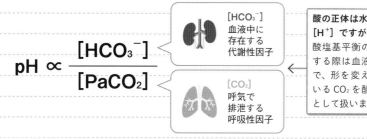

$$pH \propto \frac{[HCO_3^-]}{[PaCO_2]}$$

[HCO₃⁻]
血液中に
存在する
代謝性因子

[CO₂]
呼気で
排泄する
呼吸性因子

酸の正体は水素イオン
[H⁺] ですが…
酸塩基平衡の状態を評価
する際は血液ガスですの
で、形を変えて存在して
いる CO₂ を酸となるもの
として扱います。

Check Point!

- ☑ 生体内の**酸**（acid）として扱うもの **➡ CO₂**
- ☑ 酸を中和する**塩基**（base）**➡ HCO₃⁻**
- ☑ 平衡（バランス）**➡「緩衝作用」**と**「排泄」**により pH を調節
- ☑ pH 7.4（正常）、pH ＞ 7.45（アルカローシス）、pH ＜ 7.35（アシドーシス）

「緩衝作用」とは？

- 生体における**緩衝とは H⁺を吸着・中和すること**を意味する。
- 体内では常に膨大な酸が産生されており、これを中和する必要がある。中和することでバランスをとり、結果として pH 7.4（正常）に保つことができる（酸塩基平衡）。
- 主な生体緩衝系は、**①重炭酸系（血漿・組織間液）、②蛋白系（Hb）、③リン酸系、④アンモニア系**の 4 つが存在する。

●酸塩基平衡における緩衝系の動き

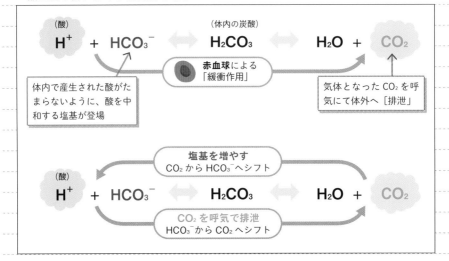

6　アシドーシスとアルカローシス

- **アシドーシス**：生体内の酸が増加し、酸性に傾いている状態
- **アシデミア（酸血症）**：血液が pH 7.35 以下の酸性
- **アルカローシス**：生体内の塩基が増加し、アルカリ性に傾いている状態
- **アルカレミア（アルカリ血症）**：血液が pH 7.45 以上のアルカリ性

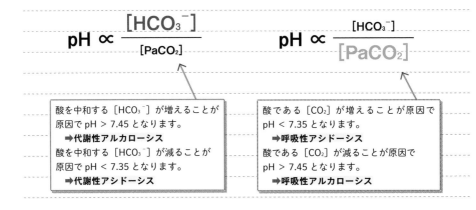

$$pH \propto \frac{[HCO_3{}^-]}{[PaCO_2]}$$

酸を中和する［$HCO_3{}^-$］が増えることが原因で pH > 7.45 となります。
➡**代謝性アルカローシス**
酸を中和する［$HCO_3{}^-$］が減ることが原因で pH < 7.35 となります。
➡**代謝性アシドーシス**

$$pH \propto \frac{[HCO_3{}^-]}{[PaCO_2]}$$

酸である［CO_2］が増えることが原因で pH < 7.35 となります。
➡**呼吸性アシドーシス**
酸である［CO_2］が減ることが原因で pH > 7.45 となります。
➡**呼吸性アルカローシス**

酸塩基平衡障害の種類

- **一次的酸塩基平衡障害**：呼吸性／代謝性アシドーシス、呼吸性／代謝性アルカローシス

- **二次的代償**：呼吸性代償、代謝性代償

7　BE（塩基過剰）と AG（アニオンギャップ）

base excess（BE：塩基過剰）

- **BE＝患者 BB － 正常 BB（44〜49mmol/L）** BB；Buffer Base
- **基準値：± 2mmol/L**
- **BE＞＋2 ➡代謝性アルカローシス（塩基が多い状態）**
- **BE＜－2 ➡代謝性アシドーシス（塩基が少ない状態）**

塩基が多いか少ないかを見ているだけです。

アニオンギャップ（anion gap；AG）

- **AG＝（Na$^+$＋K$^+$）－（Cl$^-$＋HCO$_3^-$）**
- **基準値：10〜12mmol/L**
- AG は代謝性アシドーシスの診断に適用することができる（AG＞12mmol/L）。
- **AG の開大が見られる代謝性アシドーシス**として、ケトアシドーシス（糖尿病性、アルコール性）、乳酸アシドーシス、腎不全（尿毒症）などがある。

AG は血中の主要陽イオンと陰イオンの差を見ています。

8　代償作用

- 代償作用とは、緩衝作用と並行して傾いた pH を正常な方向へ調節する生体反応。

「代償作用」の動き

【例 1】呼吸性アシドーシス（CO_2 の蓄積によるもの）

　　➡**代謝性代償**：腎尿細管からの **HCO_3^- 再吸収**を増やし、尿中排泄を減少する。

【例 2】代謝性アシドーシス（HCO_3^- の減少によるもの）

　　➡**呼吸性代償**：CO_2 の排泄を目的とし、**分時換気量が増加**する。

※混合性障害

- 酸塩基平衡障害において代償作用を行う因子が減少している状態。

- 呼吸と代謝、両方の因子が関与しているため「混合性」となり、より酸性またはアルカリ性に引っ張られた pH 値となる。

Check Point!

- ☑ 代償作用とは「pH を傾けた原因」と対峙する側の**緩和する動き**を指す。

　　※ CO_2 の蓄積に対し、直接 CO_2 を減らそうとする行為（換気を増やすなど）は「治療」であり、「代償作用」とは呼ばない。

- ☑ **代謝性**の代償作用：安定した代償状態になるまで**数日**を要する。

- ☑ **呼吸性**の代償作用：**数時間後**に発現する。

9　赤血球と緩衝作用

赤血球の活躍

①赤血球は緩衝系のサポート役。

　　$H^+ + HCO_3^- \longleftrightarrow H_2O + CO_2$

②ヘモグロビンは O_2 を運ぶ。

③ヘモグロビンは CO_2 を運ぶ。

④酸素解離曲線が S 字カーブを描くのは、

　緩衝作用が深く関わっている。

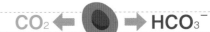

$CO_2 \leftarrow$ ⬤ $\rightarrow HCO_3^-$

約 0.4 秒で変化させる

ホールデン効果

- 赤血球は酸素運搬能力を持っていることが知られているが、実は「酸である CO_2」を運搬する能力も高く、中でもホールデン効果は酸塩基平衡における大きな役割を担っている。
- 赤血球によって運搬された O_2 は、エネルギーを必要としている末梢組織に届けられる。
- その後、手の空いたヘモグロビンは CO_2 と結合し、運搬され肺に届けられる。
- ヘモグロビンは肺で CO_2 を手放すと、肺からの高い酸素分圧によって再び O_2 と結合する。

> これだけ大きな役割を担っている赤血球が少なくなる（Hb の減少）と呼吸生理や循環動態に影響が及ぶのも想像できると思います。

Check Point!

☑ **体内に CO_2 が蓄積している（$PaCO_2$ が高い）場合**

赤血球は O_2 を組織に届け、可能な限り CO_2 と結合し、肺への運搬効率を高める。

➡ **O_2 との親和性が低下**

☑ **体内に CO_2 が少ない（$PaCO_2$ が低い）場合**

CO_2 の運搬効率は低くて済むため、ヘモグロビンは O_2 と結合したまま。結果として、組織に届ける O_2 の量は減少する。

➡ **O_2 との親和性が高い**

---

10 酸素解離曲線と S 字

▌酸素解離曲線が左右に動くのはなぜか？

- ➡ （答え）CO_2 の影響を受けるため。
- CO_2 が蓄積すると組織に O_2 を届けるため、血中の酸素飽和度は低下し、酸素解離曲線は右へ動く。
- CO_2 が低い場合、ヘモグロビンは O_2 との親和性が高いため、血中の酸素飽和度は高く維持され、酸素解離曲線は左へ動く。

アシドーシスのときに起こっていること

- 10％分の O_2 を組織に落とした後、10％分の余力を CO_2 の運搬に使う。

- **アシドーシスの際に SaO_2 が低下するのは正常な作用である。**

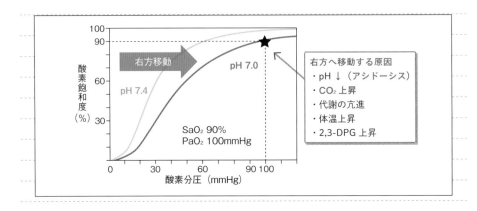

アルカローシスのときに起こっていること

- PaO_2 が著明に低下しているにもかかわらず、赤血球は O_2 を 10％しか組織に届けていない。CO_2 が低いときは緩衝作用が弱い。

- **アルカローシスでは SaO_2 の変化が少ないため、注意が必要となる。**

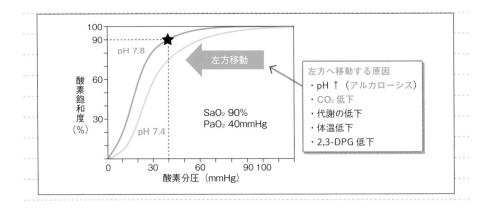

なぜＳ字カーブを描くのか？

➡ （答え）組織の酸素需要と供給のバランスを表現しているため。

- PaO_2 が高い（≒ 100mmHg）場合：SaO_2 も高く、これは組織が安定していることを表している。組織に十分な O_2 が提供されているため、赤血球も O_2 を手放す必要がない。

- PaO_2 が低くなった場合：その分組織に O_2 が必要とされているため赤血球も O_2 を手放す。このとき、末梢の組織に渡した O_2 分を差し引いた数値が SaO_2 に表れる。

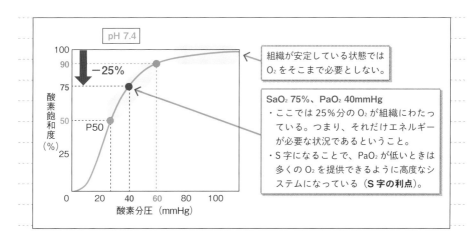

pH 7.4

−25%

P50

酸素飽和度（%）
酸素分圧（mmHg）

組織が安定している状態では O_2 をそこまで必要としない。

SaO_2 75%、PaO_2 40mmHg
・ここでは 25％分の O_2 が組織にわたっている。つまり、それだけエネルギーが必要な状況であるということ。
・Ｓ字になることで、PaO_2 が低いときは多くの O_2 を提供できるように高度なシステムになっている（**Ｓ字の利点**）。

第3部 血液ガス・肺機能検査

11　酸素の運搬・供給

酸素輸送

- 肺でガス交換を受け酸素化された血液は心臓の働きによって全身の臓器や組織に動脈血として供給される（**酸素輸送**）。

- 細胞は O_2 をエネルギーとして使用し、代謝を行った結果として CO_2 が産生される（**酸素消費**）。

- 各臓器や組織に供給された O_2 は**安静時であれば4分の1が消費**される。

- 多少の酸素分圧低下（PaO_2 ↓）や SaO_2 の低下が見られても、安静時においては十分余力はあるため、酸素消費量には著明な変化を認めない。

動脈血酸素含量（CaO_2）と酸素運搬量（$\dot{D}O_2$）

● 動脈血酸素含量（CaO_2）

$$CaO_2 = \underbrace{1.34 \times Hb \ (g/dL) \times SaO_2/100}_{結合酸素} + \underbrace{0.003 \times PaO_2}_{溶存酸素} \ [mL/dL]$$

（※限りなく小さい値なので無視できる）

● 生体全体の酸素運搬（供給）量（$\dot{D}O_2$）

$$\dot{D}O_2 = CO（心拍出量）\times CaO_2 \ [mL/分]$$

要点振り返りチェック！

① 肺胞膜を介するガス移動が障害され、肺胞気－肺毛細血管の指標ガス分圧が平衡に達しない状態を（　拡散障害　）という。

② 換気血流比不均等には（　死腔　）と（　シャント　）が含まれる。

③ 肺胞低換気では、肺胞換気量と $PaCO_2$ は（　反比例　）の関係にある。

④ PaO_2 90mmHg、$PaCO_2$ 40mmHg のとき、A-aDO_2 は（　10　）mmHg である。
※呼吸商 = 0.8、P_AO_2 = 150 − $PaCO_2$ / 0.8 = 150 −（40/0.8）= 150 − 50 = 100mmHg、
A-aDO_2 = P_AO_2 − PaO_2 = 100 − 90 = 10mmHg

⑤ A-aDO_2 は（　一次性肺胞低換気　）では開大しない。

⑥ 解剖学的死腔とは、肺胞を有さない（　気道　）によって形成され、気管から（　終末細気管支　）までを言う。

⑦ $PaCO_2$ 60mmHg、$PETCO_2$ 40mmHg のとき、生理学的死腔率は（　33　）％である。
※ CO_2 の拡散効率は高いので、$P_ACO_2 \fallingdotseq PaCO_2$ と考えられる。ゆえに、V_D/V_T =（P_ACO_2 − $PETCO_2$）/ $P_ACO_2 \fallingdotseq$（$PaCO_2$ − $PETCO_2$）/ $PaCO_2 \fallingdotseq$（60 − 40）/ 60 $\fallingdotseq$ 33%

8　生体緩衝系とは、① （　重炭酸系　）、② （　蛋白系　）、③ （　リン酸系　）、④ （　アンモニア系　） の4つである。

9　さまざまな代謝により生じる固定酸から解離した H^+ は、組織や血液に存在する（　HCO_3^-　）と反応して（　H_2CO_3　）に変化し、その後、腎臓にて排泄される。炭酸脱水酵素により脱水を受けた後は（　CO_2　）へと変化し、呼吸により肺から排泄される。

10　代謝性アシドーシスにおいて、乳酸アシドーシスや糖尿病性アシドーシス、尿毒症ではアニオンギャップが（　開大　）する。

11　肺胞過換気における $PaCO_2$ の低下が見られた場合、呼吸性（　アルカローシス　）となる。

12　アニオンギャップは代謝性アルカローシスの診断に適用することが（　できない　）。

13　呼吸性アルカローシスでは、CO_2 低下に伴う生体内の pH 上昇を抑制するために、尿細管の HCO_3^- の再吸収が（　減少　）する。これを（　代謝性代償　）と言う。

14　人工呼吸管理中の術後の男性患者。$PaCO_2$ 85mmHg、PaO_2 60mmHg、pH 7.010、HCO_3^- 15mmol/L、BE － 10.1mmol/L、モードは A/C、F_IO_2 0.6。
・この患者の酸塩基平衡の状態は（　混合性アシドーシス　）である。
・この患者の P/F ratio は（　60/0.6 ＝ 100　）であり、重症 ARDS と考えられる。

第3部 血液ガス・肺機能検査

引用・参考文献

1)　Koeppen, BM. et al. Berne & Levy Physiology. 7th Edition. Elsevier, 2017.

2)　Winters, RW. et al. Acid Base Physiology in Medicine. A self-instruction Programme. London Company, 1967.

3)　West, JB. Respiratory Pathophysiology the essentials. William & Wilkins, 1977.

4)　大村昭人．" 酸塩基平衡 "．新 呼吸療法テキスト．3学会合同呼吸療法認定士認定委員会編．東京，アトムス，2012，75-81.

5)　尾崎孝平．オールカラー最新2版 尾﨑塾 血液ガス・酸塩基平衡教室．大阪，メディカ出版，2018，296p.

（真鍋徹也）

12　呼吸機能を表す記号、気体の状態の表現

一次（基本）記号	
V	ガス量、容積
P	圧、分圧
F	ガス濃度（割合）
C	含量またはコンプライアンス
S	飽和度
Q̇	単位時間の血液量（血流量）
Q	血液量
f	換気回数
R	ガス交換率または抵抗
G	コンダクタンス（電流の流れやすさ）
D	拡散能または分圧較差

二次記号		
気体 （大文字）	I	吸気
	E	呼気
	A	肺胞気
	T	一回換気量
	D	死腔気
	B	大気
液体 （小文字）	a	動脈血
	v	静脈血
	v̄	混合静脈血
	c	毛細血管血

●略語の使用例

略語	内容
TV（V_T）	一回換気量
V_D	死腔量
V_D/V_T	死腔換気率
V_A	肺胞内気量
$\dot{V}_A$	肺胞換気量
$\dot{V}O_2$	酸素摂取量（1分あたり）
P_AO_2	肺胞気酸素分圧
PaO_2	動脈血酸素分圧
$P\bar{v}O_2$	混合静脈血酸素分圧
$S\bar{v}O_2$	混合静脈血酸素飽和度
SaO_2	動脈血酸素飽和度
$A\text{-}aDO_2$	肺胞気 - 動脈血酸素分圧 較差
$\dot{V}_A/\dot{Q}$	換気血流比
F_IO_2	吸入酸素濃度

●測定項目と基準値

測定項目	基準値
%肺活量（%VC）	80%以上
1秒率（FEV_1%）	70%以上（加齢により低下）
残気量（RV）	30%（加齢により増加）
CV/VC	15%（加齢により増加）
%D_{LCO}	70%以上
静肺コンプライアンス（Cst）	0.1〜0.3L/cmH_2O
気道抵抗（Raw）	0.6〜2.4cmH_2O/L/s
呼吸抵抗（Rrs）	1.8〜2.8cmH_2O/L/s
死腔換気率（V_D/V_T）	0.2〜0.3（20〜30%）
シャント率	2〜5%
ガス交換率	0.8
呼吸商（RQ）	0.8
換気血流比（V/Q）	0.8
肺胞気 - 動脈血酸素分圧較差 （$A\text{-}aDO_2$）	5〜10mmHg

圧力の単位　※ mmHg = Torr
- 1気圧＝760mmHg＝760Torr＝101.3Kpa＝1,013hPa
- 1Kpa＝7.53mmHg＝7.53Torr
- 1気圧＝1,033cmH_2O

気体の状態の表現

- 気体の体積は、圧力や温度、水蒸気圧などで変化するため、各種検査での測定値や人工呼吸器の換気量などがどの条件で測定されたものか記載する。

気体表現は 3 つの要素を含んだアルファベット 4 文字で表す

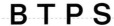

BTPS

1・2文字目　3文字目　4文字目

温度を示す
BT：body temperature
　　→体温 37℃（固定）
ST：standard temperature
　　→0℃（固定）
AT：ambient temperature
　　→測定時の室温のため変動

圧力を示す
P：pressure
　　→大気圧（760mmHg）

湿度を示す
D：dry
S：satuated water vapor

● 気体の状態

	温度	圧力	水蒸気状態	用途
BTPS	37℃	大気圧	水蒸気で飽和	肺活量などの肺気量分画、換気量
STPD	0℃	大気圧	乾燥	酸素摂取量、二酸化炭素排出量、拡散能
ATPS	室温	大気圧	水蒸気で飽和	人工呼吸器、気流型のスパイロメーター

- 異なる条件下で測定した体積を比較する場合、換算式を用いて計算する必要がある。
- ATPS において、室温が 37℃のときは気体の体積は BTPS と同等である。
- BTPS とは体温（37℃）の時、測定時の大気圧で水蒸気飽和状態での気量を表す。

● 換算式

換算前 → 換算後	室温条件	気圧条件	係数
ATPS → BTPS	室温 25℃	—	1.075
	室温 37℃（＝体温）	—	1.000
ATPS → STPD	室温 25℃	気圧 760mmHg	0.883
STPD → BTPS	—	気圧 760mmHg	1.210

13　スパイロメトリー

- スパイロメーター（肺気量計）を用いて安静呼吸や努力呼吸を繰り返して得た結果が、**スパイログラム（肺気量分画）と努力呼気曲線**である。
- スパイロメトリーで実際に測定できるのは、**一回換気量（VT）、予備吸気量（IRV）、予備呼気量（ERV）**の 3 つで、残気量（RV）の測定はできない。
- 努力呼気曲線で得られた肺気量（volume）と気速（flow）をプロットしたものが、**フローボリューム曲線**である。

データの解釈に必要な用語

- **一回換気量（VT）**：無意識に呼吸している時の一回換気量で、過換気症候群や代謝性アシドーシスを代償する時などに高値となる。
- **残気量（RV）**：限界まで吐いてもなお気道と肺に残る空気量で、加齢や COPD などで増加することが問題となる。
- **肺活量（VC）**：呼吸の予備量も含めた最大限の換気量で、1 回に換気できる限界量を表す。そして、性別、年齢、身長から予測肺活量を計算し、**実測 VC / 予測 VC × 100（%）**で算出したものが%肺活量（%VC）で、80%以下は拘束性障害ありとされる。
- **努力肺活量（FVC）**：最大吸気位から強く早く吐き出したときの気量で、正常値は%FVC 80%以上。
- **1 秒量（FEV₁）**：努力呼気曲線で、最大吸気位から思いっきり強く呼出したときの、最初の 1 秒間に呼出した気量。
- **1 秒率（FEV₁%）**：最初の 1 秒間に吐き出した量（1 秒量）の割合を示したもので、**Gaensler の式〈FEV₁/FVC × 100〉**により計算し、**正常値は FEV₁%が 70%以上**。
- $\dot{V}_{50}$、$\dot{V}_{25}$：内径 2mm 以下の末梢気道の閉塞性変化を反映し、$\dot{V}_{50}/\dot{V}_{25} > 4$ の場合、small airway disease が疑われる。
- **対標準 1 秒量（%FEV₁）**：性別・年齢・身長から求めた FEV₁ の標準値に対する割合。
- **ピークフロー（最大呼気速度）**：息を思いきり速く吐き出したときの最大の速さを指す。簡易型ピークフローメーターは気流閉塞の程度がわかり、喘息の重症度と極めて相関するため自宅や救急外来でも頻用される。

> ピークフローの単位は **L/ 秒**に対して、簡易型ピークフローーメーターは **L/ 分**で表されるため、注意が必要です。

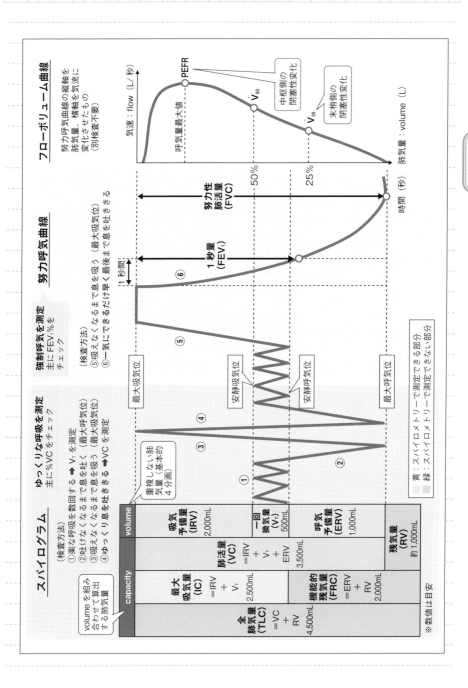

Check Point!

- [x] **1秒率（FEV₁%）= 1秒量（FEV₁）/ 努力性肺活量（FVC）× 100**
- [x] **対標準1秒量（%FEV₁）= 1秒量（FEV₁）/ 1秒量予測 × 100**

> 似ているので注意！
> ・1秒率（FEV₁%）→ COPD の診断
> ・対標準1秒量（%FEV₁）→ COPD の病期分類

※対標準1秒量は、
「予測1秒量」または
「%1秒量」とも呼ばれる。

スパイロメトリーに用いられる機種

種類	タイプ	方法
気量型	・ベネディクト・ロス型 ・ローリングシール型	気量（ボリューム）を測定し、微分によりフロー（気速）を求める
気速型	・ニューモタコ式 ・熱線型	気流量（フロー）を測定し、積分により気量ボリュームを求める

フローボリューム曲線のパターン

➡ 各種肺疾患で典型的な曲線パターンを呈し、努力呼気曲線ではわかりづらい換気障害を視覚的に捉えることができる。

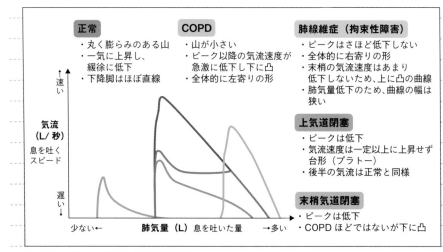

図：フローボリューム曲線とその異常パターン

換気障害の分類

➡ FEV₁%と%VC によって拘束性・閉塞性換気障害の有無を判定する。

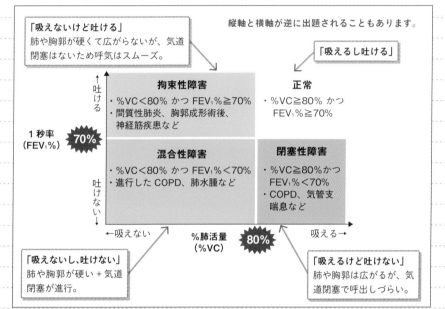

図：スパイロメトリーによる換気障害の分類

14　気道可逆性試験と気道過敏性試験

- 臨床症状から気管支喘息が疑われ、スパイロメトリーで気道閉塞が見られる場合（FEV₁%＜70%）に行う検査である。
- 気道過敏性試験は発作を誘発するリスクがあるため、**優先的に気道可逆性試験を**行う。

気道可逆性試験

- **サルブタモール**などの**β₂刺激薬**吸入前後の**1秒量（FEV₁）**を測定し、改善量と改善率から判定する。

Check Point!

- ✓ 改善量＝負荷後の 1 秒量 － 負荷前の 1 秒量（mL）
- ✓ 改善率＝（負荷後の 1 秒量 －負荷前の 1 秒量）／ 負荷前の 1 秒量 × 100（%）
- ✓ 判定基準：**改善量 ≧ 200mL かつ改善率 ≧ 12%は可逆性あり**

  ➡ 喘息の可能性が高いが、軽度の可逆性は　← ┌──────────────────┐
  　COPD などでも認められる。　　　　　　　│ 1 秒率ではなく、1 秒量を用います。│
  　　　　　　　　　　　　　　　　　　　　　│ 効果判定基準は出題頻度が高いため、│
  　　　　　　　　　　　　　　　　　　　　　│ 確実に押さえましょう。　　　　　　│
  　　　　　　　　　　　　　　　　　　　　　└──────────────────┘

気道過敏性試験

- **標準法（段階法）**：気道収縮を起こす**アセチルコリン**などを吸入し、前後の**1 秒量（FEV$_1$）**を比較することで気道狭窄反応をみる。
- **アストグラフ法**：**気道抵抗**を測定することによって気道狭窄反応をみる。
- **注意点**
- **咳喘息**の診断に有用だが、喘息発作を誘発するため医師の立ち会いが必要で、**FEV$_1$/ 予測 VC ＜ 70%**、または**%FEV$_1$ ＜ 70%**のような低肺機能患者には行わない。
- 検査の終盤には**サルブタモール**を吸入し、検査前の呼吸機能に回復したことを確認するなど、安全に行えるよう配慮する。

Check Point!

- ✓ 判定基準：吸入後の**1 秒量（FEV$_1$）低下率が 20%以上**であれば陽性となり、そのときの薬剤濃度を気道過敏性の**「閾値」**とする。

15　機能的残気量（FRC）の測定

- 完全に息を吐ききっても肺には空気が残っており、換気機能が低下すると残気量（RV）は増加する。

- **残気量（RV）はスパイロメトリーでは測定できない**ため、次の①〜③の方法で機能的残気量（FRC）を測定し、呼気予備量（ERV）を除くことで残気量（RV）を求める。

> 変量式と恒量式の違いや測定方法の欠点も、狙われやすい箇所です。

FRC の測定方法とその特徴

①ガス希釈法：ヘリウム（He）閉鎖回路法

- 最も普及している方法で、閉鎖回路内の He ガスを繰り返し吸って He ガスの希釈率によって FRC を測定する。

- 吸収される**酸素を補給しない変量式**と、スパイロメーターの**基準位が一定になるように酸素を追加**していく**恒量式**がある。

- 鼓膜穿孔で中耳と外界が交通している場合や、肺内にブラなど気道と交通していない部分があると、正確に測定できない。

- 閉塞が強い患者では He ガスの平衡状態が得られない場合もある。

②ガス希釈法：N_2 洗い出し開放回路法

- 純酸素を吸入して肺内の N_2 を全て洗い出し、その N_2 量から FRC を測定する。

- 低酸素血症あるいは気道閉塞の強い患者では、CO_2 ナルコーシスのリスクがあり実施すべきではない。

③体プレチスモグラフ法（ボディボックス法）

- 密閉した大きなボックスに入ってもらい、Boyle の法則を利用し胸郭内の肺容量を算出するもので、**ブラを含めた容積が測定**できる。

- 不均等換気の著しい患者では上記の②よりも正確。

- 介助が必要な場合や閉所恐怖症の患者は検査ができない。

Check Point! 🐾

FRC の結果の解釈

☑ FRC がわかれば、スパイロメトリーの結果と組み合わせて次の順序で求めることができる。

①機能的残気量（FRC） − 予備呼気量（ERV）＝ 残気量（RV）

②肺活量（VC）＋ 残気量（RV）＝ 全肺気量（TLC）

③ RV/TLC × 100 ＝残気率（全肺気量に占める割合）

　　基準値は 60 歳以下は 35％以下、60 歳以上は 35～40％以下で、残気率の増加は肺の過膨張を意味する。

☑ 加齢とともに RV や RV/TLC は増加し、VC は減少する。

☑ 体位によって横隔膜の位置は変わり、重力による肺血液量も減少するため、立位に比べて臥位は VC や FRC、RV/TLC が減少する。

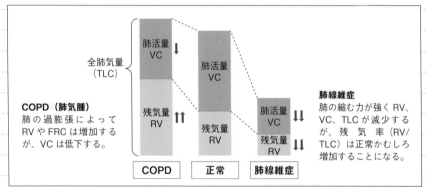

COPD（肺気腫）
肺の過膨張によって RV や FRC は増加するが、VC は低下する。

肺線維症
肺の縮む力が強く RV、VC、TLC が減少するが、残気率（RV/TLC）は正常かむしろ増加することになる。

図：各疾患における肺気量分画の変化

16　クロージングボリューム（CV）検査

- クロージングボリューム（CV）とは、末梢気道閉塞後に肺の中に残った空気の量のこと。

- 末梢気道に病変があると、肺胞内のガス分布の不均等が顕著になり CV が増加することから、通常の呼吸機能検査では描出できない small airway disease や COPD の早期発見に役立つ。

- **測定方法**：最大呼気位から最大吸気位まで 100％酸素を吸入し、一定の速度（約 0.5L/ 秒）で完全に息を吐き出し、口元で N_2 濃度を測定する。これを一回呼吸法による N_2 単一呼出曲線という。

> 検査で使用するのは 100％酸素、測定するのは N_2 です。

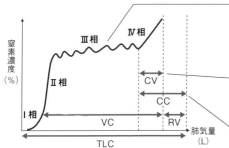

クロージングボリューム検査の N₂ 単一呼出曲線

窒素濃度（%）

Ⅲ相　Ⅳ相

Ⅱ相

Ⅰ相

CV

CC

VC　RV

TLC

肺気量（L）

肺内ガス分布 ΔN₂（%/L）
・第Ⅲ相の傾斜を表す。
・喫煙などによる末梢気道閉塞は傾斜が大きくなる。
・肺気腫などの進行した閉塞性疾患は傾斜が急峻になる。

クロージングボリューム（CV）
肺底の末梢気道が閉塞し始めた時点から、まだ吐き出せる量で末梢気道障害を反映する。

クロージングキャパシティ（CC）
CV＋RV（息を吐ききった後に肺に残る空気の量）

N₂ 単一呼出曲線の病的所見

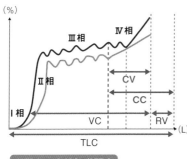

（%）

Ⅲ相　Ⅳ相

Ⅱ相

Ⅰ相

CV

CC

VC　RV

TLC　(L)

喫煙者の末梢気道閉塞

第Ⅲ相の傾斜が増加し、Ⅳ相が現れるのが早くなり CV は増加する。

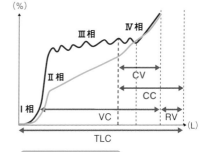

（%）

Ⅲ相　Ⅳ相

Ⅱ相

Ⅰ相

CV

CC

VC　RV

TLC　(L)

肺気腫などの COPD

第Ⅲ相と第Ⅳ相の境界が不明瞭かつ急傾斜になり、CV は増加する。

Ⅰ相	死腔部分の 100％純酸素が呼出　➡ N₂ 濃度はゼロ
Ⅱ相	末梢気管支の 100％純酸素＋肺底部に貯留した N₂ 等が出始める（死腔ガスと肺胞気ガスの混合気）➡ N₂ 濃度が急激に上昇
Ⅲ相	肺底部→肺尖部の順に肺胞が縮み呼気が出ていくが、N₂ 濃度は多くないため**肺胞プラトー**になる ➡ N₂ 濃度は緩徐に上昇
Ⅳ相	肺底部の気道は閉塞し、肺尖部にたまっていた N₂ が出始める ➡ N₂ 濃度が再度急上昇（この時期が CV）

理解のポイント
生理的に肺底部は肺の重みで潰れやすいため、呼気は肺底部→肺尖部の順に行われます。

第3部

血液ガス・肺機能検査

Check Point! CO

CV 検査の結果の解釈

- ☑ 末梢気道障害が起こると肺底部の気道が早く閉塞（クロージング）するため、CV は増加する。

- ☑ 若年健常者の CV は肺活量の 10%程度であり、20〜25%以上に増加している場合には末梢気道障害が疑われるが、加齢に伴って上昇するため総合的に判断する。

- ☑ CV、CC いずれも年齢とともに増加するが、喫煙や COPD による末梢気道の閉塞性変化では早期から増加する。

17　肺拡散能 （D~LCO~）

- 酸素はガスの濃度差によって肺胞から血中 Hb へと移行する。この現象を**拡散（diffusion）**といい、検査には一酸化炭素（CO）を用いるため肺拡散能（D_{LCO}）と呼ばれる。

- 検査方法は最も簡単な**一回呼吸法**が行われ、CO を含むガスを吸入し 10 秒間の息堪え後に一気に呼出させ、呼気中の CO ガス濃度を測定し、数値が高ければ「拡散能は低い」となる。

- 性別・年齢・身長あるいは体表面積をもとに算出した予測値とともに評価する。

- 呼出初期の 750mL を破棄するため、肺活量が 2,000mL 以下の患者は測定困難である。

- **基準値**：D_{LCO} 25mL/ 分 /mmHg　%D_{LCO} 70%以下　➡拡散障害あり

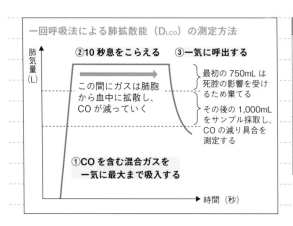

一回呼吸法による肺拡散能（D_{LCO}）の測定方法

D_{LCO} が低下する原因
肺性因子
・肺胞のガス交換面積減少：COPD、肺切除後、広範囲な無気肺など
・O_2 の拡散距離延長：間質性肺炎、サルコイドーシスなど
肺外因子
・心拍出量が減少する疾患
・有効な Hb 量が減少する貧血症など

18 静肺コンプライアンスと動肺コンプライアンス

- コンプライアンスとは、肺に空気が入ったときの肺胞や胸郭の軟らかさや膨らみやすさを示し臨床では低い方が問題となりやすい。
- 圧変化に対する容量の変化の割合で、「$1cmH_2O$ の圧をかけたとき、何 mL 膨らむか」を示すため、数値が大きいほど肺が軟らかい。

	コンプライアンスが低い	コンプライアンスが高い
肺の状態	硬くて膨らみづらい ➡少しの空気で圧が上がりやすい	軟らかくて膨らみづらい ➡内圧は上がりにくい
代表的な疾患	間質性肺炎、ARDS、肺水腫、無気肺など	COPD など

> コンプライアンスには 2 種類ありますが、臨床では静肺コンプライアンスのことを指します。

● 静肺コンプライアンス（Compliance static：Cst）

- 段階的に呼吸を止めて気道に気流がない状態で測定し、肺の硬さの指標となる。
- 正常値は 0.1〜0.3L/cmH_2O 程度となる。

● 動肺コンプライアンス（Compliance dynamic：Cdyn）

- 気道での空気の流れがある状態の圧・量曲線から求めるもので、換気の不均等性分布や末梢気道病変の検出が主となる。

19　呼気 NO 測定検査

- 気道に炎症が生じると、気道上皮で一酸化窒素（NO）を産生する誘導型一酸化窒素合成酵素（iNOS）が増加し NO 濃度が上昇することから、好酸球性気道炎症が評価できる。
- 健常者でも NO は検出されるが、気管支喘息やアレルギー反応で増加する特徴があり、スパイログラフィでは判別しづらい喘息と COPD の鑑別や、薬の投与量の調整にも有効である。
- **アレルギー性鼻炎などでは高値**を示し、**喫煙者は低値**になる傾向があり注意が必要。
- **測定方法**：息を吐いた状態でマウスピースをくわえ、最大まで息を吸い込んだ後、一定の速さで 10 秒ほど息を吐き、呼気中の NO を測定する。

> 喘息発作時は高値を示し、有効な治療をすると NO は減少するため、診断だけでなく薬の投与量調整など日常的に活用されています。

● 呼気 NO 測定検査の参考値

呼気 NO 濃度	低値	中間値	高値
正常	< 25ppb （小児 < 20ppb）	25〜50ppb （小児 20〜35ppb）	> 50ppb （小児 > 35ppb）
気道炎症	なし	軽度あり	あり
その他	・喘息の症状があっても、ステロイド吸入は不要 ・喘息治療中、15ppb 未満の場合はコントロール良好	・ステロイド未使用下で 22ppb 以上は喘息の可能性が高く、35ppb 以上はほぼ確実に気管支喘息が考えられる	・喘息の症状がある場合、ステロイド吸入が有効 ・アレルギーの原因検索を行う

要点振り返りチェック！

① V は（　容積　）、P は（　圧力　）、C は（　含量またはコンプライアンス　）、
S は（　飽和度　）を表す。

② $P\bar{v}O_2$ とは（　混合静脈血酸素分圧　）の略である。

③ 1 気圧は（　760　）mmHg である。

④ BTPS とは、体温、大気圧で（　水蒸気飽和　）状態を表す。

⑤ スパイロメトリーで実際に測定できるのは（　一回換気量：V_T　）、
（　予備吸気量：IRV　）、（　予備呼気量：ERV　）で、測定できないのは、
（　残気量：RV　）である。

⑥ 肺気量分画において、最大吸気位から最大呼気位までを（　肺活量　）という

⑦ 機能的残気量（FRC）は、安静呼吸後に肺内に残っている空気量で、呼気予備量
＋（　残気量：RV　）で表される。

⑧ 努力呼気曲線から求められるものは、（　1秒量　）、（　1秒率　）、
（　努力性肺活量　）である。

⑨ 1 秒率（$FEV_1\%$）は、（　1秒量：FEV_1　）÷（　努力性肺活量：FVC　）×
100 で求められ、基準値は（　70　）％以上である。

⑩ COPD の診断で使用するのは（　$FEV_1\%$　）で、病期分類には
（　$\%FEV_1$　）が用いられる。

⑪ ピークフローの単位は（　L/秒　）に対して、簡易型ピークフローメーターは
（　L/分　）で表される

⑫ 換気障害の分類

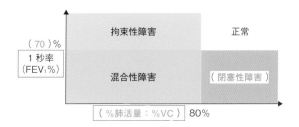

⑬ クロージングボリューム検査で得られる N_2 単一呼出曲線の第 II 相では、（　死腔ガス　）と（　肺胞気ガス　）の混合気となる。

⑭ N_2 単一呼出曲線の第 IV 相では、（　肺底部　）の気道が広範に閉塞するため、傾きが上昇する。

⑮ N_2 単一呼出曲線の、肺気腫など進行した閉塞性疾患では、第 III 相と第 IV 相の境界が（　不明瞭化　）し、しばしば（　一体化　）する。

⑯ CV と CC は加齢とともに（　増加　）する。

⑰ 気道可逆性試験は、検査前後の改善率が（　12　）％かつ、1 秒量が（　200　）mL 以上改善した場合に「可逆性あり」と判定する。

⑱ 気道過敏性試験において、標準法は（　一秒量　）の変化を見るが、アストグラフ法は（　気道抵抗　）の変化から域値を決定する。

⑲ 機能的残気量（FRC）を調べるヘリウム（He）閉鎖回路法には、（　変量　）式と（　恒量　）式がある。

⑳ 拡散機能検査で行う一回呼吸法では、CO を含む混合ガスを吸入し、（　10　）秒間の息こらえ後に一気に呼出する。

第3部

血液ガス・肺機能検査

引用・参考文献

1)　日本呼吸器学会 肺生理専門委員会編. スパイロメトリー・ハンドブック. 大阪, メディカルレビュー社, 2007, 4-5, 10.

2)　山崎裕司. " 肺機能とその検査法 ". 毎日使えて基礎が身につく！2022-2023 呼吸療法認定士 " 合格チャレンジ "100 日ドリル（みんなの呼吸器 Respica 別冊）. 西信一監修. 大阪, メディカ出版, 2022, 42-52.

3)　3 学会合同呼吸療法認定士認定委員会 テキスト編集委員会編. 第 26 回 3 学会合同呼吸療法認定士認定講習会テキスト. 2021.

（野口あすか）

第 4 部

人工呼吸

1 人工呼吸器の基本構造・アラーム

人工呼吸器の構成

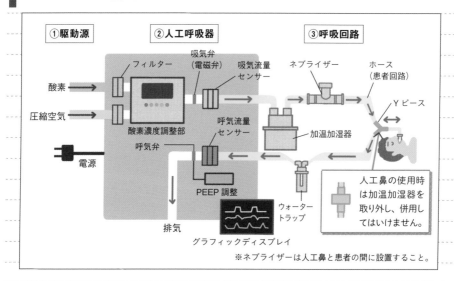

①駆動源　②人工呼吸器　③呼吸回路

フィルター　吸気弁（電磁弁）　吸気流量センサー　ネブライザー　ホース（患者回路）

酸素　圧縮空気　電源　酸素濃度調整部　呼気弁　呼気流量センサー　PEEP調整　排気　ウォータートラップ　グラフィックディスプレイ　加温加湿器　Yピース

人工鼻の使用時は加温加湿器を取り外し、併用してはいけません。

※ネブライザーは人工鼻と患者の間に設置すること。

①駆動源

- 人工呼吸器の駆動源として、**電気**と**医療ガス**が挙げられる。
- 電源は**非常電源**もしくは**内蔵バッテリー**から供給される。
- 医療ガスとして**酸素・圧縮空気**が用いられる。
- 酸素と圧縮空気の供給圧力は **3.5～5.0kgf/cm²** に調整されている。

②人工呼吸器本体

- **吸気側（吸気弁）**：供給された医療ガスを圧力調整器にて調整し、電磁弁にて換気量、吸気流量、換気回数など調整したものが患者に送気される。
- **呼気側（呼気弁）**：呼気弁にて再呼吸を防ぐ構造となっている。呼気弁には、**ダイアフラム方式**や**バルーン方式**などがある。
- **酸素濃度調整部（ブレンダー）**：酸素ブレンダーにて、酸素と圧縮空気を混合させ、21～100%の酸素濃度を作成する。

● **安全機構**

- 安全弁機構：気道内圧が上限アラームに達した際に開放する。

- 呼気弁開放機構：停電、電源スイッチが OFF となった際、医療ガスの供給停止時に開放される。

- 片側駆動機構：酸素、圧縮空気のいずれかに異常が生じた際、正常供給ガスにて人工呼吸器が駆動する。

③ **呼吸回路**

- **ホース（蛇管）、Y ピース、加温加湿器・人工鼻、ウォータートラップ、ネブライザー、バクテリアフィルター** などで構成される。

人工呼吸器アラーム

- アラーム設定値を逸脱した場合、画面に警報が表示される。

気道内圧 **上限・下限**	上限アラームは回路の折れ曲がりや患者の呼吸とのタイミングの不一致などで出現し、下限アラームは回路の緩みや外れなどでリークが生じた場合に出現する。
無呼吸	患者の自発呼吸数が設定回数以下となった場合に生じる。人工呼吸器の機種や設定により、バックアップ換気モードへ切り替わるようになっている。
呼吸回数 **上限・下限**	患者の呼吸回数の変動によって生じる。
分時換気量 **上限・下限**	分時換気量（mL/分）は「一回換気量（mL）×呼吸回数（回/分）」で算出されるため、一回換気量や呼吸回数の減少により下限アラームが発生する。逆に一回換気量や呼吸数が増加した場合は上限アラームが生じる。
酸素濃度 **上限・下限**	設定酸素濃度に対し、供給酸素濃度が許容値を逸した場合に発生する。酸素濃度を表示するセンサー自体の異常や中央配管などのトラブルが考えられる。
ガス供給	人工呼吸器の駆動源である酸素や圧縮空気の供給に関する問題が生じた場合に発生する。設備側のトラブルが原因と考えられる場合が多く、ガス供給が中央配管からの場合は他に使用中の人工呼吸器についても確認が必要。
電源異常	人工呼吸器の駆動源である電源供給が停止もしくは低下した場合に発生する。バッテリー内蔵の機種ではバッテリー稼動に切り替わるが、人工呼吸器の作動自体に影響するため早急な対応が必要。

※代表的なアラームのみを記載。機種によりアラームの名称が異なる場合があるため、使用の際はアラームの内容を確認しておくことが重要。

第4部

人工呼吸

| 2 | 医療ガス・ボンベ |

- 医療ガスには、**酸素（液化酸素）**、**治療用空気**（圧縮空気、合成空気）、**亜酸化窒素（笑気）**、**二酸化炭素**、**窒素**などがある。
- 医療ガスは主に中央配管方式で供給される。移動式の医療ガス供給源を用いることもある。

●医療ガスの種類と特徴

	酸素／液化酸素	圧縮、合成空気	亜酸化窒素（笑気）	二酸化炭素	窒素
比重（対空気）	1.105	—	1.530	1.529	0.967
色	気体・無色／液体・青色	無色	無色	無色	無色
臭い	無臭	無臭	芳香臭	—	—
性質	支燃性	支燃性	支燃性	不燃性	不燃性
用途	・人工呼吸器 ・高気圧酸素	・人工呼吸器 ・高気圧酸素	・麻酔	・冷凍手術(処置) ・内視鏡外科手術	・手術用機器の動力源 ・冷凍手術
残量確認	ボンベ内圧	ボンベ内圧	ボンベ重量	ボンベ重量	ボンベ内圧

中央配管方式

- **定置式超低温液化ガス供給設備**：主に液化酸素、液化窒素を低温（液化酸素：－183℃、液化窒素：－195.8℃）で貯蔵する設備のこと。
- **マニフォールド**：複数のボンベを連結させた高圧ガスボンベの集合装置のこと。
- **圧縮空気供給装置**
- **空気圧縮機（コンプレッサー）**：自然界の空気を圧縮し清浄化（除塵、除湿、除菌、除油）して供給。大気中の粉塵、水分、有毒ガス（Sox、NOx、CO など）、コンプレッサーからのカーボン混入の可能性あり。
- **混合空気供給装置**（液化酸素、液化窒素）にて酸素 22％、窒素 78％の混合したものが供給され使用される。
- **配管端末器（アウトレット）**：誤接続防止としてピン方式やシュレーダー方式が用いられている。

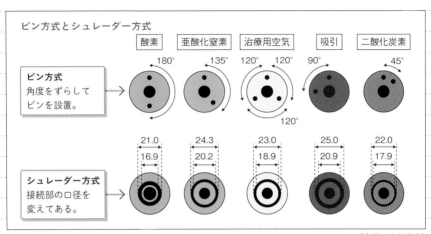

（文献1より改変）

第4部 人工呼吸

ボンベの管理

- ボンベの保管は直射日光を避けた風通しのよい場所で、**貯蔵室内は 40℃以下**に保つ。
- ボンベ貯蔵室の近く（**周囲 2m 以内**）は**火気厳禁**とし、引火性（アルコール、灯油など）のあるものは置かない。
- 転倒防止のため、固定して保管する。

色区分

- ボンベの色は高圧ガス保安法関連法規である**容器保安規則**（10 条 .1）にて区分されているが、これは**医療ガス設備**（JIS T 7101 : 2020）の色別区分とは異なる。

● 高圧ガス容器と配管色の違い

①ガスの種類	酸素	亜酸化窒素	治療用空気	吸引	二酸化炭素	窒素
②ボンベの色	黒	ねずみ	ねずみ	－	緑	ねずみ
③配管識別色	緑	青	黄	黒	だいだい	灰色
④ガス名	酸素	笑気	空気	吸引	炭酸ガス	窒素
⑤記号	O_2	N_2O	AIR	VAC	CO_2	N_2

（文献2より作成）

①②：**高圧ガス保安法**（容器保安規則）
③④⑤：**JIS T 7101**（医療ガス設備）

ボンベのガス別特定化

- 日本医療ガス協会にてボンベの誤接続防止対策として、**ヨーク式やねじ式**などのバルブ特定化がなされている。

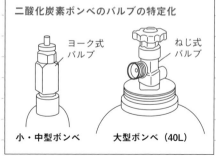

二酸化炭素ボンベのバルブの特定化

ヨーク式バルブ　　ねじ式バルブ

小・中型ボンベ　　大型ボンベ（40L）

（文献 1 より改変）

Check Point!

ボンベ残容量、使用可能時間の確認方法

- ☑ **気体**充填の場合➡ボンベ**内圧**で計算する。
  ボンベ内残量（L）＝**ボンベ内容積（L）** × メーター圧 [Mpa] × 10
  ※ 1MPa ≒ 10kgf/cm²

- ☑ **液体**充填の場合➡ボンベ**重量**で計算する。
  ボンベ内残量（L）＝（**ボンベ全体重量 [g]** − ボンベ容器重量 [g]）/ 分子量（g/mol）× 22.4（L/mol）

- ☑ **使用可能時間（分）**＝残量（L）× 0.8（安全係数）÷酸素流量（L/ 分）

3　気道確保・気管挿管・気管切開

気道確保

- 用手的方法として、**あご先挙上法（オトガイ部挙上）**と**下顎挙上法**がある。

  > 頸髄損傷が存在
  > または疑われる場合、
  > **あご先挙上法は禁忌！**

- 器具を使用するエアウェイとして、**経口エアウェイ・経鼻エアウェイ**がある。
  - ➡強い嘔吐反射が継続する場合は中止とするが、この嘔吐反射は、経鼻エアウェイの方が少ない。
- その他に、**食道閉鎖式エアウェイ**（救急現場）や**声門上気道確保器具**を用いた方法がある。

声門上気道確保器具

- ラリンジアルマスク（LMA）などの専用器具を用いて、**盲目的に**口腔内に挿入し、直接喉頭を周囲より包み込んで気道確保する方法。
- 下顎挙上による気道確保操作を必要としない。

長所	短所
• 気管挿管より挿入が容易。	• 気道の気密性が低い。
• 挿管困難症の気道確保にも使われる。	• 陽圧換気不完全。
• 挿入時の侵襲が少なく、血圧や脈拍変動が少ない。	• 低コンプライアンス、高気道抵抗では換気困難。
• 咽頭・喉頭を損傷する危険が少ない。	• 胃の膨満が生じやすい。
• 気管への直接刺激がないためバッキングしにくい。	• 誤嚥の危険性あり。
• 抜去後の咽頭痛が少ない。	• **長期人工呼吸には不適。**

> 長期の気道確保や人工呼吸を行う必要がある場合、気管挿管を行う！

第4部

人工呼吸

気管挿管

➡**経口挿管、経鼻挿管、気管切開**がある。

気管挿管の適応例

- 気道閉塞（舌根沈下、咽頭浮腫）
- 咽頭反射消失（意識レベル低下、昏睡）
- 気管内分泌物や気道出血の吸引
- 気管支ファイバースコープ検査
- 長期人工呼吸施行時
- 気管挿管下麻酔・全身麻酔
- 心肺停止時の救急蘇生時における確実な気道確保

● 気管挿管施行時の使用薬

用途	薬剤
局所麻酔	・リドカインスプレー（8%） ・リドカインゼリー（8%）
鎮痛・鎮静薬	・プロポフォール（ディプリバン®） ・ミダゾラム（ドルミカム®） ・ジアゼパム（ホリゾン®、セルシン®） ・フェンタニル、モルヒネ（塩酸モルヒネ）
筋弛緩薬	・ロクロニウム（エスラックス®） ・ベクロニウム（ベクロニウム静注用4mg「F」、10mg「F」） ・サクシニルコリン（スキサメトニウム）

※表の薬剤を併用し気管挿管を行うが、筋弛緩薬の使用に際しては患者が無呼吸となる危険が生じるため、緊急時に備えて物品を準備しておく必要がある。

Check Point!

挿管方法

☑ **直視下経口挿管法** ➡ 緊急では**第一選択**となるが、口腔内の外傷や腫瘍の存在がある場合、経鼻挿管の適応となる。

☑ **直視下経鼻挿管**

☑ **盲目的経鼻挿管** ➡ **自発呼吸があること**が必須条件！ 呼吸音をガイドに喉頭鏡を用いず経鼻挿管を行う方法である。

☑ **ファイバースコープによる気管内挿管** ➡ 他挿管方法で困難な場合に選択。**無呼吸患者には不向き！**

☑ **逆行性誘導による気管内挿管**

☑ **ラリンジアルマスクによる経口挿管** ➡ ファイバースコープ不可症例や頸椎可動制限患者向き。無呼吸患者でも可能。

☑ **エアウェイスコープ（AWS100）** ➡ 類似：エアートラック、ビデオ喉頭鏡など。

挿管の確認方法

・左右の肺野の呼吸音を聴取

・呼気 CO_2 モニターによる**呼気終末二酸化炭素分圧（PETCO$_2$）**の確認

・CO_2 により色調が変化する器具（Eazy Cap™ Ⅱ）を用いて確認

・食道挿管検知器による確認

● **挿管困難が示唆される身体的条件**

- 首が太く、短い
- 頭部後屈不可、頸椎運動制限（頸椎外傷、頸椎症、ハローベスト装着）
- 開口障害
- 顎関節固定、関節リウマチ
- 小顎症（ピエールロバン症候群など）
- 口腔内腫瘍

● **挿管に伴う合併症**

- 血圧上昇、頻脈、不整脈
- 嘔吐、誤嚥（full stomach で生じやすい）
  ➡対策：意識下挿管
- 喉頭痙攣（小児で起こりやすい）
- 気管支痙攣
- 歯牙、口唇の損傷（喉頭鏡使用時に生じやすい）
- 鼻出血（経鼻挿管で最も頻度の高い合併症）
- 脳圧亢進
- 頸髄損傷
- 頭蓋内挿管（前頭蓋窩骨折患者で注意が必要）

第4部 人工呼吸

気管切開

特徴

- 気管切開チューブの固定性が良い。
- 患者の違和感が少ない。➡長期間の気道確保に適する。

適応

- 長期間（2〜3週間以上）の気道確保が必要な場合。
- 経口・経鼻挿管が不可能、避けたい場合（出血など）。

  ※呼吸死腔量減少目的の実施は非推奨。

気管切開チューブ（気管切開カニューレ）

- カフ付き、カフ無し選択。
- 通常は**成人で内径 8〜9mm（外径 33〜36Fr）**。
- 第2・3または、第3・4気管軟骨を切開し気管切開チューブを挿入する。

経皮的気管切開

- 第1・2または、第2・3気管輪間を穿刺し気管内腔に気管チューブを挿入する。

経皮的気管穿刺

- 輪状甲状膜穿刺にて 5mm 程度のチューブを挿入留置。
- 緊急時の酸素吹送や気管分泌物吸引目的で使用。

4　気管チューブ・気管切開チューブ・カフ圧

気管チューブ・気管切開チューブ

- 同じ流量では、**チューブ径が小さいほど圧力損失は大きくなる。**

> 細いストローで風船を膨らまそうとすると、より大きな力が必要となるイメージです。

カフの管理

- 現在は**低圧・高容量**のカフチューブが使用されている。
- カフに注入する空気の量はリークを生じない最小量とする「**最小リーク法**（minimum leakage method）」の考え方で管理され、**カフ側圧は 15mmHg** 程度である。
- 低圧高容量カフチューブの場合、**カフ内圧は 20～30cmH2O** を標準とする。
- **亜酸化窒素（笑気）麻酔下**においては、亜酸化窒素がカフ内に拡散して**内圧が上昇**するため、カフ内圧を減圧する必要がある。

特殊なチューブ

気管チューブ・気管支チューブ	
らせん入り（スパイラル）チューブ	内腔が潰れにくい構造となっており、頭頸部の手術等で用いられる。
Taper Guard™ Evac チューブ	カフ上の分泌物吸引ラインが付属しており、人工呼吸器関連肺炎の低減に有効。
エンドトロールチューブ	先端のコントロールに優れ、経鼻挿管に有用である。
二腔気管支チューブ	左右肺独立換気（分離肺換気）が可能であり、肺・食道等の術中管理、片側限局の無気肺肺炎・膿胸治療などで使用される。
気管切開チューブ	
FENJ 気管切開チューブ	二重構造にて発声可能であり、離脱過程での使用に適する。
スピーチカニューレ	発声可能であるが、カフ無しの場合、陽圧換気時には呼気ガス漏れに注意する必要がある。
トラケアボタン	一時的に気管切開チューブが不要となっても、近いうちに再び気管切開が必要となることに備え、**気管切開孔を開存させておくための器具。**

気管挿管・気管切開における合併症

気管挿管	
片側挿管（気管支挿管）	片側の呼吸音減弱、SpO₂ 低下、気道内圧上昇、用手換気時の抵抗増加など。進行すれば対側の無気肺を招く。
気管チューブの狭窄・閉塞	呼吸困難、吸気努力の増大、狭窄音の聴取、気道内圧の上昇など。
鼻の変形、鼻・鼻中隔壊死	経鼻挿管で発生。
副鼻腔炎、中耳炎	経鼻挿管で発生。
気管壁の壊死	高いカフ圧で発症。
声帯浮腫	太いチューブ、粗暴な挿管操作、チューブでの圧迫や刺激が原因。
反回神経麻痺	気管チューブによる圧迫などが原因。
サイレントアスピレーション	カフ膨張においてもカフ周囲から目に見えない程度の誤嚥が生じる。
自己抜管	鎮痛・鎮静管理、体位変換時に注意。
位置異常	チューブ先端の血管壁へのあたりに注意。
気管切開	
出血	長期間気管切開チューブを留置した場合、まれに腕頭動脈の穿孔による大出血を招くことがあり、致命的な合併症である。
気胸・皮下気腫	―
気管切開チューブの逸脱	気管切開後数日間は気管切開チューブが逸脱すると再挿入は困難であり、経口挿管への変更を考慮する。
気管食道瘻	―
気管狭窄・気管軟化症	気管切開チューブ抜去数週～数カ月に出現し、呼吸困難や咳症状を呈する。

第4部

人工呼吸

用手人工換気器具

● バッグバルブマスク

- 特徴：自己膨張式、高濃度酸素投与が可能。**酸素圧源を必要としない。**
- 欠点：患者の自発呼吸の検知が難しい。

● ジャクソンリース回路

- 特徴：患者の自発呼吸を検知しやすく、肺の硬さや痰の貯留などを評価しやすい。
- 欠点：酸素圧源が必要。再呼吸による二酸化炭素の貯留に注意。

5　気管吸引

気管吸引の設備・器具

- 吸引カテーテルの直径（外径）は、**気管チューブ内径** ← | サイズが不適切な場合、**肺胞虚脱を招く危険性**があります。

    の 1/2 を超えないこと。

- ガイドラインでは**閉鎖式吸引**を推奨している。

気管吸引の際の注意点

- 吸引前に 100%酸素 30 秒以上の高濃度酸素を吸入させる（**低酸素血症予防**）。
- 吸引時のカテーテル挿入位置は、気管分岐部に当たらない場所とする。
- 吸引操作に要する**総時間は 20 秒以内**とし、**実吸引時間は 10 秒以内**とする。
- 日本呼吸療法医学会のガイドラインでは、**吸引圧は 20kPa（150mmHg）**である。
- その他の観察点➡呼吸音、心電図、SpO_2、血圧、心拍数、気道内圧、換気量、喀痰

    の性状など。

- 吸引後も 100%酸素にて十分な酸素化を行う。

気管吸引における合併症

➡低酸素血症、粘膜損傷、出血、無気肺、無呼吸、気管支収縮、感染、血圧変動、頻

脈、徐脈、不整脈、気胸、頭蓋内圧亢進、脳浮腫増悪など。

気道分泌物除去で用いられるその他のデバイス

● **気管支ファイバースコープ**

- 視覚的に吸引物を確認でき、気管支洗浄時は積極的に用いられる。
- 非挿管下での使用においては、低換気、低酸素血症、誤嚥などのリスクを伴う。

● **気管内洗浄**

- 吸引する分泌物を軟らかくすることを目的とする。
- 洗浄液としては、生理食塩液のみを用いる。

6　加温加湿

- 加温加湿器と人工鼻（HME）の２通りがある。
- 加温加湿器と人工鼻の**併用は禁忌**である。 ← 加温加湿器による人工鼻への過度な吸湿が起こり、**流量抵抗の増加や閉塞の危険**が生じます。

Check Point! 🐙

湿度表記で用いられる用語

☑ 絶対湿度（AH、g/m³、mg/L）➡空気単位体積中の含水量を示す。

☑ 相対湿度（RH、%）➡ **RH ＝絶対湿度（mg/L）÷ 飽和水蒸気量（mg/L）× 100**
※飽和水蒸気量とは、任意温度下で存在できる最大の水蒸気量のこと。

☑ 分圧（P、mmHg、kPa）➡呼吸ガス中の湿度測定は困難である。
（測定困難な理由）呼吸ガスの相対湿度が100％に近い、吸気呼気でのガスの流れや湿度が変化する、痰・エアゾールの影響…など。

第4部 人工呼吸

加温加湿器

- 吸気ガスは**32〜34℃**に加温され、**相対湿度95〜100%、絶対湿度30〜35mg/L**程度の加湿が望ましいが、明確な至適基準はない。
- 加温加湿器にはいくつかの種類があるが、現在、使用されているほとんどの加温加湿器は**pass-over型**である。
- 必ず**滅菌蒸留水**を用いること。
- 近年、高分子膜を用いた水蒸気透過膜型が開発されている。

人工鼻（HME）

- 人工鼻は、患者の呼気ガス中の水分と熱にて吸気ガスを加温加湿する（**絶対湿度28〜32mg/L程度**）。
- 24時間または48時間での交換が推奨されている。
- **ネブライザーとの併用を避ける。**
- 気管切開下自発呼吸用の人工鼻は、気管切開チューブに直接接続して使用する。人工鼻の汚染や外れに対して人工呼吸器アラーム機能が使えないため注意が必要。

人工鼻が適さない症例
➡人工鼻の流量抵抗や機械的死腔が問題となる場合。
- 大量の痰排出や気道出血
- 喀痰が硬く吸引困難
- CPAP施行中　など

気道加湿評価

※各規格での加温加湿器における供給能力規定

- ●**アメリカ標準規格（ANSI）：絶対湿度 30mg/L 以上**としている。
- ●**国際標準化機構（ISO）：絶対湿度 33mg/L 以上**としている。
- ●**米国呼吸療法学会（AARC）：絶対湿度 33〜44mg/L、Y ピース部温度 34〜41℃、相対湿度 100%**としている。

要点振り返りチェック！

❶ 人工呼吸器の駆動源には電気と医療ガスが挙げられるが、医療ガスとしては（　酸素　）や（　圧縮空気　）が用いられる。

❷ 人工呼吸器を使用する際は、内部バッテリーを搭載する人工呼吸器であっても、充電が不十分な場合や、バッテリーの経年劣化を考慮し、（　非常　）電源に接続し使用する必要がある。

❸ 人工呼吸器内にある（　安全弁　）とは、何らかの原因で呼吸回路内圧が上昇した際に、患者の肺への圧外傷を防止するために設置された機構である。

❹ 人工呼吸器使用中にアラームが生じた場合、（　換気の維持　）を最優先すべきであり、（　原因究明　）により患者対応が遅れないようにすることが大切である。

❺ 医療施設における医療用ガスは主に（　中央配管　）方式にて供給され、定置式超低温液化ガス供給設備、マニフォールド装置、圧縮空気供給装置などが挙げられる。

❻ 定置式超低温液化ガス供給設備とは、主に（　液化酸素　）：− 183℃、（　液化窒素　）：− 195.8℃を低温で貯蔵する設備のことである。

❼ 人工呼吸器のアウトレット誤接続防止として、（　ピン　）方式、（　シュレーダー　）方式、ホースのカラーリングなどさまざまな安全対策が施されている。

8 ▶ ボンベは高圧ガス保安法関連法規である容器保安規則（10条.1）にて色別されており、酸素は（ 黒 ）色、亜酸化窒素は（ ねずみ ）色、治療用空気は（ ねずみ ）色、二酸化炭素は（ 緑 ）色、窒素は（ ねずみ ）色と定められている。

9 ▶ 医療用ガスの配管は、医療ガス設備（JIS T 7101：2020）にて色別されており、酸素は（ 緑 ）色、亜酸化窒素は（ 青 ）色、治療用空気は（ 黄 ）色、二酸化炭素は（ だいだい ）色、窒素は（ 灰 ）色と定められている。

10 ▶ 用手換気による気道確保において頸髄損傷が存在または疑われる場合、（ あご先挙上 ）法は禁忌であるため、（ 下顎挙上 ）法を選択する。

11 ▶ ラリンジアルマスク（LMA）などを用いた声門上気道確保では、盲目的に専用器具を口腔内に挿入し、直接喉頭を周囲より包み込んで気道確保する方法であり、（ 下顎挙上による気道確保操作 ）を必要としない。

12 ▶ 緊急における挿管では、（ 直視下経口挿管 ）法が第一選択となるが、口腔内外傷や腫瘍がある場合、（ 経鼻挿管 ）法の適応となる。

13 ▶ 盲目的経鼻挿管法は、（ 呼吸音 ）をガイドに喉頭鏡を用いず経鼻挿管を行う方法であり、（ 自発呼吸 ）があることが必須条件である。

14 ▶ 現在使用されているカフチューブは（ 低 ）圧・（ 高 ）容量のものが主である。

15 ▶ （ 最小リーク ）法とは、カフに注入する空気の量はリークを生じない最小量とする考えであり、カフ内圧を（ 20〜30 ）cmH_2O で標準管理とし、カフ側圧は（ 15 ）mmHg 程度である。

16 ▶ 亜酸化窒素（ 笑気 ）麻酔下においては、内圧が（ 上昇 ）するため、定期的なカフ内圧確認にて（ 減 ）圧する必要がある。

17 ▶ 肺胞虚脱の危険性を避けるため、吸引カテーテルの直径（外径）は気管チューブ内径の（ 1/2 ）を超えないこととされている。

18 ▶ 日本呼吸療法医学会のガイドラインにおける吸引圧は（ 20 ）kPa または（ 150 ）mmHg である。

19 ▶ 人工鼻と（ 加温加湿器 ）との併用は、人工鼻の過度な吸湿によって流量抵抗の増加や閉塞の危険性が生じるため禁忌である。

第**4**部

人工呼吸

⑳ 明確な至適基準はないが、吸気ガスは（　32～34　）℃、相対湿度
（　95～100　）％、絶対湿度（　30～35　）mg/L 程度とされている。

㉑ 加温加湿器を使用する際は必ず（　滅菌蒸留水　）を用いること。

㉒ 喀痰が硬く吸引困難な場合、加温加湿法として（　人工鼻　）の使用は適さない。また、ネブライザー使用時は（　人工鼻　）に薬剤が付着し、薬効の低下やフィルター目詰まりによる換気不全を生じる危険性があるため、両者の併用は禁忌とされている。

㉓ 加温加湿器における供給能力は、アメリカ標準規格（ANSI）：絶対湿度（　30　）mg/L 以上、国際標準化機構（ISO）：絶対湿度（　33　）mg/L 以上、米国呼吸療法学会（AARC）：絶対湿度（　33～44　）mg/L、Y ピース部温度（　34～41　）℃、相対湿度（　100　）％と規定されている。

引用・参考文献

1) 出渕靖志. "医療ガス". 臨床工学技士ポケット・レビュー帳. 改訂第 2 版. 福長一義編. 東京, メジカルビュー社, 2022, 262.
2) 奥田晃久. 医療ガストラブル. Clinical Engineering. 33（6）, 2022, 546.

（本田浩一）

7　人工呼吸器の適応・目的

Check Point!

☑ 呼吸管理とは、呼吸不全をきたした患者に対して換気を正常に行えるように呼吸を補助することである。

☑ 人工呼吸管理の目的

①**換気量改善**：低換気になった肺胞の換気量を増やす。

②**呼吸筋の疲労改善**：呼吸を補助することにより呼吸仕事量を軽減する。

③**酸素化の改善**：高濃度の酸素投与や呼気終末陽圧（PEEP）によって酸素化を改善する。

自発呼吸＝陰圧換気

- 横隔膜が下がり、胸郭内の容積が増えて陰圧となり肺が拡張し空気を取り込む。
- 呼気時は肺そのままの収縮力で縮み、空気を送り出す。

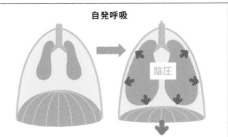

自発呼吸

陰圧

・胸腔が陰圧になることにより呼吸ができる。
・横隔膜と外肋間筋の収縮→胸腔内圧が陰圧→吸気

人工呼吸＝陽圧換気

- 空気を肺の中に送り込むことで肺を中から広げて呼吸させる。
- 呼気時は自発呼吸と同じで肺そのままの収縮力で縮み、空気を送り出す。

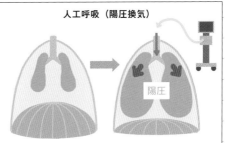

人工呼吸（陽圧換気）

陽圧

・人工呼吸装着中の換気は気道内圧が陽圧になることによって呼吸ができる。
・人工呼吸器から直接送気（陽圧）→吸気

第4部　人工呼吸

● **自発呼吸と人工呼吸（陽圧換気）の比較**

	自発呼吸	人工呼吸
気道内圧	陰圧換気	陽圧換気
肺胞内圧	大気圧（ゼロ）	陽圧
肺の膨らみやすさ	背側を中心に全体に膨張する	肺上部の膨らみやすいところが膨張
胸腔内への血液の戻り	戻りやすい	戻りにくい

8　換気様式・モード

換気モードの分類

人工呼吸器のモードには「自発呼吸がないときに**強制的に**呼吸をさせるモード」と「自発呼吸があるときに**補助**するモード」に分かれる。

調節換気（CMV）
自発呼吸がないときに強制的に呼吸をさせるモード
- VCV
- PCV

部分的補助換気（PTV）
自発呼吸があるときに補助するモード
- VCV（SIMV）
- PCV（SIMV、BIPAP、APRV、PSV、CPAP）
- その他 PAV

換気様式

● **VCV（volume control ventilation：量規定換気）**

一回に送り出すガスの量（一回換気量）を設定する様式。

● **PCV（pressure control ventilation：圧規定換気）**

送り込むガスの圧を一定にして換気調節を行う様式。

● VCV と PCV の比較

	VCV	PCV
換気方式	量規定換気	圧規定換気
換気を規定する項目	一回換気量と吸気流量	吸気圧と吸気時間
設定不可の項目	吸気圧	吸気流量
肺が硬いとき（コンプライアンス低下）	気道内圧上昇	・気道内圧不変 ・換気量減少
チューブ、回路の屈曲時	気道内圧上昇	・気道内圧不変 ・換気量不変または減少

VCV と PCV の基本の波形

第4部

人工呼吸

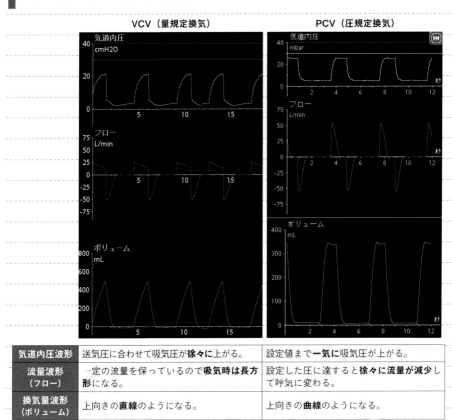

VCV（量規定換気）　　　PCV（圧規定換気）

気道内圧波形	送気圧に合わせて吸気圧が**徐々に**上がる。	設定値まで**一気に**吸気圧が上がる。
流量波形（フロー）	一定の流量を保っているので**吸気時は長方形**になる。	設定した圧に達すると**徐々に流量が減少**して呼気に変わる。
換気量波形（ボリューム）	上向きの**直線**のようになる。	上向きの**曲線**のようになる。

主な換気モード

● CMV（controlled mechanical ventilation：調節換気）

- 設定時間ごとに強制換気が行われる換気様式であり、主に自発呼吸のない患者に使用するモード。

- VCV、PCV も CMV の換気モードに分類される。

● SIMV（synchronized intermittent mandatory ventilation：同期式間欠的強制換気）

- 強制換気と自発呼吸を組み合わせたモードであり、調節換気から自発換気への移行（ウィーニング）にも使用する。

（例えば…）

・自発呼吸が少ない患者に対しては強制換気回数を増やします。

・徐々に呼吸回数を減らしても努力呼吸や頻呼吸がなければ、さらにウィーニングを進めます。

自発呼吸なし

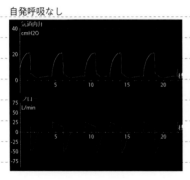

自発呼吸あり

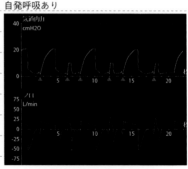

● CPAP（continuous positive airway pressure：持続気道陽圧）

- 気道に一定の陽圧をかけ続けるモードであり、PEEP を用いて呼気時にも陽圧がかかる。

- 呼気の気道内圧がゼロにならないようにかける一定の圧のことで、すべてのモードに使用される。

- 自発呼吸のある患者に使用され、人工呼吸をウィーニングする最終段階で用いられることが多い。

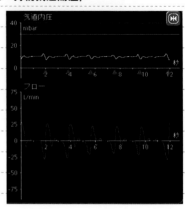

- 強制換気を行わないので、**無呼吸への対応**（アラーム設定とバックアップ換気）が必須となる。

●PSV（pressure support ventilation：圧支持換気）

- 患者の吸気時に一定の圧によりサポートする機能で SIMV や CPAP と一緒に使用することが多い。
- CPAP と同様、基本的に自発呼吸のある患者に使用する。
- **無呼吸への対応**（アラーム設定とバックアップ換気）が必須となる。

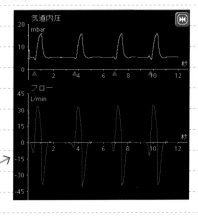

> CPAP は一定の陽圧がかかっているだけですが、PSV は吸気に圧をかけて呼吸を補助する役割があります。

第4部 人工呼吸

●BIPAP（biphasic positive airway pressure：二相性陽圧換気）

- 低圧と高圧の CPAP が定められた時間で繰り返され、どのタイミングでも自発呼吸を行うことができる。
- BIPAP は自発呼吸が出現してもファイティングを起こしにくく比較的同調性がよい。PCV と PSV の混在したモードとも言える。

自発呼吸なし

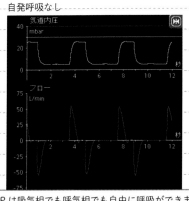

自発呼吸あり

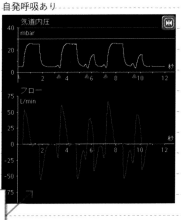

> BIPAP は吸気相でも呼気相でも自由に呼吸ができます。設定呼吸回数より自発呼吸回数が多い場合はその呼吸回数分、PSV の呼吸様式となります。

●APRV（airway pressure release ventilation：気道圧開放換気）

- BIPAP よりもさらに高圧相を長く低圧相が短い時間サイクルで設定を行うモード。
- APRV は基本的に自発呼吸がある患者に使用する。
- 高圧相が長いため、自発呼吸がない場合は **CO_2 の貯留** が起きやすい。

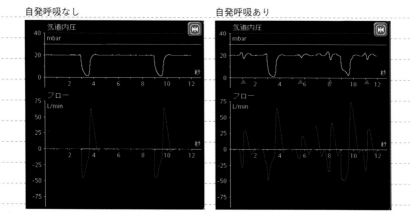

自発呼吸なし　　　　　　　　　　　　　　　　自発呼吸あり

●PAV（proportional assist ventilation：比例補助換気）

- 一回換気量や気道内圧を管理する換気様式とは異なり、患者の行う呼吸仕事量に対してその何パーセントを補助するのかを設定する。
- PSV をさらに進化させたモード。

9　人工呼吸器の条件設定

- 人工呼吸器にはさまざまな設定項目があり、まず換気様式、換気モード、酸素濃度を決定する。

設定項目	一般的な設定方法
換気様式	肺コンプライアンスや自発呼吸の状態によって、強制換気を VCV か PCV のどちらを行うか選定する。
換気モード	換気モードは多くの種類があるため、自発呼吸の有無、呼吸仕事量の負荷、気道内圧などを観察し決定する。
酸素濃度	FiO_2（吸入酸素分画）は酸素中毒や高濃度酸素の悪影響を予防するために **0.6（60%）以下** が推奨されているが、重症例では 1.0（100%）から開始することもある。 ※ PEEP 設定とも連携しながら徐々に下げていき、最終的には 0.3〜0.4（30〜40%）を目安に下げていく。

- 換気モードに応じて各設定を行い、バイタルサイン、血液ガスデータ、人工呼吸器実測値などを指標に調整していく。

設定項目	一般的な設定方法	VCV	PCV
呼吸回数	換気モードが調節換気（強制換気）の場合設定する。成人の場合は生理的呼吸数に沿って設定するため、**12〜16回/分**となる。※呼吸回数を設定するモード：CMV（VCV、PCV）、A/C、SIMV、BIPAP など	設定する	設定する
一回換気量	一般的には**成人で8〜10mL/kg、小児で6〜10mL/kg**とされている。肺のコンプライアンスが悪い場合は気道内圧が上がりすぎることがあるため、必ず気道内圧の実測値とアラーム設定を確認する。	設定する	設定しない
吸気圧	換気時にPEEP設定に上乗せする圧設定。基本的には**10〜15cmH$_2$O**に設定する。一回換気量を確認しながら吸気圧の設定を行う。	設定しない	設定する
吸気流量	**40〜50L/分**で設定する。この場合、一回換気量÷吸気流量により吸気時間が自動的に算出される。		
吸気時間	吸気時の加圧時間を設定する項目。一般的には**0.7〜1.5秒**と設定することが多い。		

第4部 人工呼吸

トリガー

- 自発呼吸を検出するための設定としてフロートリガーと圧トリガーがある。
- トリガー感度の調節とは自発呼吸検出感度の調節である。
- **圧トリガー**：− 1〜− 2cmH$_2$O
- **フロートリガー**：3L/分前後

圧トリガーよりもフロートリガーの方が鋭敏に反応するため、現在はフロートリガーの方が主流となっています。

PEEP

- 呼気の終了時に一定の陽圧をかけたままにすることで肺胞の虚脱を防ぐための設定である。
- PEEPの設定は病態や同一患者でも増減することが多い。
- **3〜15cmH$_2$O**程度で設定することが多い。

PEEP；positive end-expiratory pressure（呼気終末陽圧）

Check Point! 👀

PEEP の副作用とは？

☑ 心拍出量の減少（右心系への静脈還流抑制、心拍出量低下）

☑ 肺の圧損傷

☑ 尿量減少（心拍出量減少、アルドステロン分泌増加、ADH 分泌増加、腎血流量分布変化）

☑ 脳圧亢進

肺保護換気とは？

➡近年 ARDS をはじめとする重症肺障害に対し、VALI（ventilator associated lung injury：人工呼吸関連肺傷害）を最小限にするために、肺に優しい人工呼吸器設定（肺保護換気）を行う換気戦略のこと。

肺保護換気のポイント

①虚脱した肺胞を広げるため適切な PEEP を設定する。

➡ ARDS の場合は PEEP を 20cmH$_2$O 以上で設定する場合もある。

● PEEP/F$_I$O$_2$ table

F$_I$O$_2$	0.3	0.4	0.5	0.6	0.7	0.8	0.9	1.0
PEEP	5	5〜8	8〜10	10	10〜14	14	14〜18	18〜24

（文献 1 より改変）

②プラトー圧は 30cmH$_2$O 以下とする。

③一回換気量は 6mL/kg以下とする。

要点振り返りチェック！

1 自発呼吸時の気道内圧は（　陰圧　）で肺胞内圧は（　大気圧（ゼロ）　）である。肺は（　背側　）を中心に全体に膨張する。

2 人工呼吸時の気道内圧は（　陽圧　）で肺胞内圧は（　陽圧　）である。肺は（　上部　）の膨らみやすいところが膨張する。

3 調節換気モードには大きく（　VCV　）と（　PCV　）に分類される。主に自発呼吸が（　ない　）患者に使用するモードである。

4 VCV は（　一回換気量　）と（　吸気流量　）の設定を行う。換気量は肺の状態によって（　変化しない　）。しかし、コンプライアンスが悪い肺の場合は（　気道内圧　）が上昇するため注意が必要である。

5 PCV は（　吸気圧　）と（　吸気時間　）の設定を行う。換気量は肺の状態によって（　変化する　）。（　気道内圧　）は一定に保たれるが、肺の状態によって（　一回換気量　）が変化するので（　低換気　）に注意する。

6 SIMV は（　自発呼吸　）と（　強制換気　）を組み合わせたモード。（　自発呼吸　）に同調しながら（　強制換気　）を設定回数分行う。強制換気回数を減らすと（　呼吸仕事量　）が増える。

7 CPAP モードは気道に一定の（　陽圧　）をかけるモード。自発呼吸に（　PEEP　）をかけるので（　酸素化　）を改善させ、患者の呼吸仕事量を（　軽減　）する。多くの場合、（　PSV　）を併用して使用する。

8 BIPAP モードは（　ARDS　）に有効な換気モードであり、自発呼吸が出現しても（　ファイティング　）を起こしにくい。

9 BIPAP と APRV を比較すると、高圧相が長いのは（　APRV　）モードの方である。

10 APRV モードで自発呼吸が少ない場合には（　CO_2　）貯留に注意する。

11 PSV や、CPAP モードに設定する場合は、（　無呼吸　）への対応として（　アラーム設定　）と（　バックアップ換気　）の設定が必須となる。

12 酸素濃度を決定する場合は酸素中毒や高濃度酸素の悪影響を予防するために（　60　）％以下が推奨されている。

第4部　人工呼吸

115

⓭ 一回換気量の設定は成人で（　8〜10　）mL/kgとされているが、肺保護換気を行う場合は（　6　）mL/kg以下の低換気で行うことが推奨されている。

⓮ PEEP の副作用として、（　心拍出量　）の減少、肺の（　圧損傷　）、
（　尿量減少　）、（　脳圧亢進　）などが挙げられる。

⓯ 自発呼吸を検出するトリガーの種類は（　フロー　）トリガーと（　圧　）トリガーがある。トリガー感度が鈍いと呼吸仕事量が（　増加　）する。トリガー感度が鋭敏すぎると患者の（　吸気努力　）がなくても換気が行われることがある。

⓰ PCV モードの場合、肺コンプライアンスが低下している患者は（　一回換気量　）が減少することがある。

⓱ VCV モードの場合、人工呼吸器回路の屈曲や、喀痰が多い患者では気道内圧が（　上昇　）することがある。

⓲ 肺保護換気を行う場合、（　APRV　）モードや高い（　PEEP　）設定を行うことは有用である。

⓳ 一回換気量 500mL、吸気流量 40L/ 分の場合の吸気時間は（　0.75　）秒である。
500 ÷【40 × 1,000（mL）】× 60（秒）= 0.75 秒

引用・参考文献

1) Papazian, L. et al. Neuromuscular blockers in early acute respiratory distress syndrome. N Engl J Med. 363 (12), 2010, 1107-16.
2) 則末泰博ほか編. 特集：人工呼吸器. INTENSIVIST. 10 (3), 2018.
3) ディーン R. ヘスほか. ヘスとカクマレックの THE 人工呼吸ブック. 第 2 版. 田中竜馬 ほか訳. 東京, メディカル・サイエンス・インターナショナル, 2015, 432p.
4) 道又元裕ほか. クリティカルケア実践の根拠. 東京, 照林社, 2012, 311p.

（北村陽子）

10　パルスオキシメーター

SpO₂（動脈血酸素飽和度）とは

- 酸素と結合した Hb を**酸素化ヘモグロビン**、酸素と解離した Hb を脱酸素ヘモグロビンまたは還元ヘモグロビンと呼ぶ。
- SpO_2 は、**酸素化ヘモグロビンの占める割合**を％で表す。SpO_2 は、体内に運搬される酸素を評価する上で有用な酸素の指標となる。
- パルスオキシメーターで測定したものを SpO_2、血ガスで測定したものを SaO_2 と表す。
  - ➡パルスオキシメーターが示しているのはガス交換能の「酸素化」だけである。

> SpO_2 が良くても気管挿管や人工呼吸が必要になる状況がある。SpO_2 だけで判断しない！

第4部 人工呼吸

パルスオキシメーターの特徴

●PaO₂ との違いを整理しよう！

	SpO₂（動脈血酸素飽和度）	PaO₂（動脈血酸素分圧）
侵襲度	**非侵襲的**（プローブを指に挟むだけで**経皮的に測定できる**） ※ただし、患者の体動や低灌流状態などの場合は除く。	侵襲的（動脈穿刺が必要）
特徴	**連続的**、リアルタイムに酸素化能を測定できる**（低酸素血症の早期発見）**	採血から結果が出るまでに時間がかかる
キャリブレーション	不要	必要

パルスオキシメーターの測定原理（しくみ）

- 血中の脱酸素ヘモグロビン（Hb）と酸素化ヘモグロビン（O_2Hb）の吸光度は**赤色光と赤外光で異なり**、この**2波長の吸光度比**から SpO_2 を求める。
- 光を用いて測定するため、装着部位の厚みや装着状態によって値に影響を及ぼす。
- **低灌流状態**の患者では末梢血管が収縮し、末梢血流が低下することで受光量の変化が不安定になり、測定できないことがある。

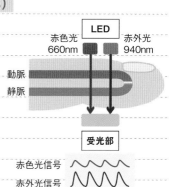

パルスオキシメトリーに "影響を及ぼす因子"

①プローブの装着不良

②吸光度曲線に混入するノイズ（体動・電気メス・室内光）

③吸光度曲線測定不可（末梢循環不全）

④光を吸収する別の物質の存在

- **異常ヘモグロビン**の増加（一酸化ヘモグロビン、メトヘモグロビン）

- 体内に注入された**色素製剤**（メチレンブルー、インドシアニングリーン、インジゴカルミン、パテントブルー）

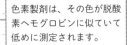

> 色素製剤は、その色が脱酸素ヘモグロビンに似ていて低めに測定されます。

⑤爪カラー（マニキュア・付け爪）

- ●異常ヘモグロビンとは？
- ➡酸素結合・酸素運搬能力が失われた状態。
- **一酸化（カルボキシ）ヘモグロビン（CO Hb）**：一酸化炭素とヘモグロビンが結合したもの。一酸化炭素（CO）は酸素に比べて200倍以上もヘモグロビンと結びつきやすい。
- **メトヘモグロビン（Met Hb）**：赤血球内のヘモグロビン中の核をなす2価の鉄イオンが酸化されて3価の鉄イオンになったもの。

11　カプノメーター

カプノメトリーとカプノグラム

- ●カプノメトリー
- カプノメトリーとは、**呼気中の二酸化炭素分圧（濃度）**を測定すること。
- ●カプノグラム
- カプノグラムは、$PETCO_2$（呼気終末二酸化炭素分圧）の**経時的変化を曲線で表した波形**のこと。

> $PETCO_2$ は「**換気が行えているか？**」の指標。

- PETCO$_2$ は血ガスで測定する PaCO$_2$ と相関性が高く、PETCO$_2$ から **PaCO$_2$ の変化を予測**できる。

> ● **PaCO$_2$ と PETCO$_2$ の乖離**
>
> 肺胞から呼出した CO$_2$ は、死腔などで希釈されるため、PETCO$_2$ は PaCO$_2$ と比べ 2〜5mmHg 程度低くなる。

正常なカプノグラム 4 相

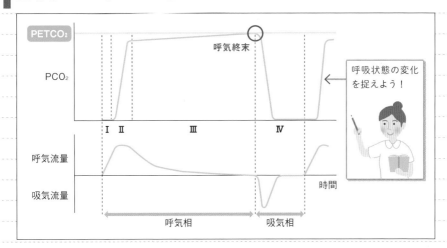

第Ⅰ相	第Ⅱ相	第Ⅲ相	第Ⅳ相
死腔ガス排泄	末梢気管支レベルの呼出	肺胞レベルの呼出	吸気相
呼気が始まっても気管チューブ（気管）などの死腔部分がまず呼出され、**二酸化炭素レベルが上昇してこない**。	肺胞気が呼出されはじめ、呼気流量とともに**二酸化炭素レベルが上昇する**。	ほぼ肺胞気となり、濃度が一定（**プラトー形成**）。	吸気が始まり、**二酸化炭素レベルが下がりゼロになる**。

カプノグラムの異常を引き起こす原因

➡異常時は、患者の状態を観察し、ほかの検査データや血ガスも併せて評価すること。

●カプノグラムの異常を引き起こす原因の例

	$PaCO_2$ 増加	$PaCO_2$ 減少
呼吸	・肺胞換気量の**低下**：低換気、閉塞性肺疾患（COPD、喘息）	・肺胞換気量の**増加**：過換気（無呼吸、肺水腫）
循環	・肺血流量の**増加**：心拍出量増加（**心拍再開**） ・敗血症 ・アシドーシス改善	・肺血流量の**減少**：低心拍出量、心停止 ・麻酔導入時 ・肺塞栓、空気塞栓
代謝	・CO_2産生の**増加**：発熱、麻酔覚醒（シバリング）、疼痛 ・悪性過高熱（体温上昇）	・CO_2産生の**低下**：低体温、鎮痛 ・代謝性アシドーシス（代償反応としてCO_2↓）
人工呼吸器側・その他	・呼気弁異常による再呼吸（一回換気量不足） ・モニター汚れ	・呼吸器回路のリーク ・回路の外れ、接続不良 ・気管チューブ閉塞 ・**食道挿管**

●カプノメトリーによる胸骨圧迫の評価

・カプノメトリーは、食道挿管の発見、心肺停止患者の心拍再開の確認にも有用。

・CPR（心肺蘇生）中のカプノメーター装着は、換気の確認のほかに有効な胸骨圧迫を評価できる（胸骨圧迫→肺血流増加）。

呼気ガスの測定方法

メインストリーム方式

➡呼吸回路内に**センサー**を置いて測定する。

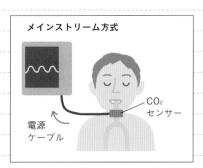

メインストリーム方式

電源
ケーブル

CO_2
センサー

- サンプリング：不要
- 死腔：やや増える
- 測定結果：**リアルタイム**
- 分泌物汚染：**汚れることがある**、清掃が必要
- 事故抜管のリスク：高い（機器が大きく重量がある）

※現在はメインストリーム方式の施設が多い。

サイドストリーム方式

➡呼吸回路の一部に装着した**サンプリングポート**から細い管で呼気ガスを吸引して測定する。

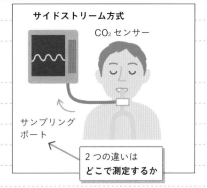

サイドストリーム方式

CO_2 センサー

サンプリング
ポート

2つの違いは
どこで測定するか

- サンプリング：必要
- 死腔：ほぼ増えない
- 測定結果：**遅れが生じる**
- 分泌物汚染：ポートが汚れることがあっても掃除が容易
- 事故抜管のリスク：低い（ポートのみのため軽量）

第
4
部

人工呼吸

要点振り返りチェック！

① パルスオキシメーターは、660nm の（　赤色　）光と、940nm の（　赤外　）光の２波長の光を用いている。

② パルスオキシメーターは（　低酸素血症　）の早期発見に有用である。患者の（　体動がある　）場合や、（　低灌流状態　）では正確に測定できない。

③ パルスオキシメトリーに影響を及ぼす因子は、（　室内光　）、（　体動　）、（　インジゴカルミン　）、（　末梢循環不全　）、（　マニュキュア　）、（　異常ヘモグロビン　）　などがある。

④ 正常なカプノグラムの第Ⅱ相は、（　肺胞気　）が呼出され始めて、（　二酸化炭素レベル　）が上がっていく部分である。

⑤ 正常なカプノグラムの第Ⅲ相は、（　ほぼ肺胞気だけ　）が呼出されて、濃度が一定になり（　プラトー　）を形成する部分である。

⑥ カプノメトリーのメインストリーム方式の特徴は、（　リアルタイム　）に測定でき、呼気ガスのサンプリングの必要が（　ない　）。センサーアダプターが（　分泌物　）で汚れることがある。

⑦ カプノメトリーのサイドストリーム方式の主な特徴は、（　死腔　）がほとんど増えないことである。

引用・参考文献

1)　讃岐美智義. "外呼吸と内呼吸をつなぐモニター". やさしくわかる！麻酔科研修. 東京, 学研, 2015, 133-6.

2)　黒木雅大ほか. PEEP の基本がわかる 5 つの Points. 呼吸器ケア. 15 (10), 2017, 6-14.

3)　田中竜馬. Dr. 竜馬の病態で考える人工呼吸管理：人工呼吸器設定の根拠を病態から理解し、ケーススタディで実践力をアップ！. 東京, 羊土社, 2014, 380p.

（下原亜紀子）

12 循環動態のモニタリング

心電図モニター

簡易型

- 関電極（＋）、不関電極（－）とアースの3電極を用いて心電図をモニタリングする。
- 長所：簡易的でモニタリングの継続が容易であり履歴も確認できるため不整脈の検知にも適している。
- 短所：単独誘導のみの持続モニタリングになるため、モニタリングしていない誘導のST変化を見逃す可能性がある。
- **II誘導**：不整脈を検知しやすく、下壁の虚血状態を反映しやすい。
- **CL₁誘導**：P波が見やすい（V₁と近似）。

標準12誘導心電図

- 四肢誘導と胸部誘導で心電図をモニタリングする。
- 異常や病態変化の診断に適している。

肢誘導の覚え方

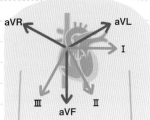

> 異常を認めたら診断のために
> 12誘導心電図検査が必要！

観血的動脈圧

● **留置部位**
- 空気塞栓や血栓による脳梗塞のリスクがあるため、内頸動脈は原則として用いない。

● **波形の成り立ち**
- **収縮期**：心臓の収縮期に急速に圧が上昇し、徐々に圧が低下して大動脈弁が閉鎖する。

- **拡張期**：やや圧が上昇し、波形はノッチ（**dicrotic notch：大動脈弁閉鎖**）を形成する。その後、圧は低下して最低血圧（拡張期血圧）となる。

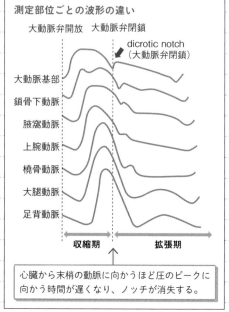

（文献1より改変）

陽圧換気中の血圧の呼吸性変動

- **吸気相**：肺内が陽圧となるため、肺胞毛細血管の血液が左房に押し出される。
- **呼気相**：肺が膨張するため大静脈を圧迫し、右心系に戻る灌流が減少する。

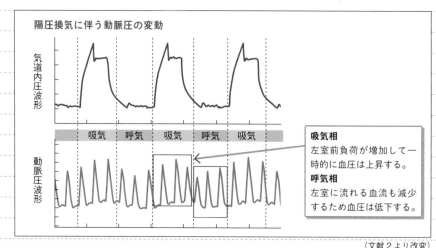

（文献2より改変）

呼吸性変動のモニタリング（PPV）

- **PPV（pulse pressure variation：脈圧変動）** は、観血的動脈圧を持続的にモニタリングしている際の循環評価として用いられる。
- 呼吸サイクルによる脈圧変化を用いた指標で、通常は人工呼吸管理下で自発呼吸がない場合に測定する。

Check Point! 👀

PPV が正確に測定できないとき

☑ 自発呼吸（胸腔内圧変化）や不整脈の状態によって条件が一定ではなくなるため、PPV は正しく測定できない。

☑ **PPV が 10%以上**の場合は輸液に対する反応性があると判断される。
  ➡ 大切なのは、PPV の値だけでなく、動脈圧波形の形状や呼吸回数、バイタルサイン、尿量、身体所見などを**複合して判断すること**である。得られたデータは推移がどういった傾向なのか把握することで、今後の状態変化の予測につながる。

中心静脈圧（CVP）

- 右心系に戻ってくる循環血液量に影響を受けるため前負荷の指標となるが、**評価できるのはあくまで右心系の前負荷に限られる。**
- 基準値：3〜8mmHg

Check Point! 👀

CVP が指標とならない場合

☑ **自発呼吸**がある：胸腔内圧が一定ではないため。

☑ **PEEP** をかけている：コンプライアンスの低い肺ほど PEEP の影響が少なくなる（圧による肺容量変化の差引）。

  ※推移を見ることが大切。

呼吸療法における循環モニタリングの意義

➡酸素を含んだ血液を各臓器に送り届け、正常に代謝されているかどうかを評価し、全身の循環動態の変化に早期から適切に対処できるようにすること。

血液中への酸素の取り込み

- 血液に取り込んだ O_2 のうち 98% がヘモグロビンに結合し、2% が動脈血に溶け込む。

- **動脈血酸素飽和度（SaO_2）** ＝酸素がヘモグロビンと結合した割合（%）

> ヘモグロビンに結合できる酸素分子は 4 個
> **4 個すべて結合で SO_2 は 100%**
> （1 個あたり 25%）

- 正常な酸素の組織代謝では、末梢組織で酸素分子 1 個を放出して心臓に戻ってくる。

- 心臓に戻ってきた血液の酸素飽和度は酸素分子 3 個なので 75% となる。

➡ SvO_2（混合静脈血酸素飽和度）は 75% 程度。

※正常な状態では、生理学的ストレスに対する予備能として酸素は完全に消費されず残っている。

スワンガンツカテーテルによる循環評価

- 先端のバルーンを血流に乗せて肺動脈まで進め、肺動脈圧や心拍出量などを測定できる。

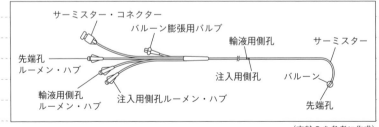

（文献 3 を参考に作成）

● スワンガンツカテーテルで測定できるもの

測定項目	基準値
心拍出量（cardiac output；CO）	・基準値：約 5L/ 分
心係数（cardiac index；CI）	・基準値：約 3.4L/ 分 /m² ・体表面積あたりの心拍出量を換算したもの。
中心静脈圧（central venous pressure；CVP）	・基準値：3〜8mmHg
肺動脈圧（pulmonary arterial pressure；PAP）	・基準値：収縮期圧 25mmHg ／ 拡張期圧 8mmHg（平均圧：15mmHg）
肺動脈楔入圧（pulmonary capillary wedge pressure；PCWP）	・基準値：5mmHg ・カテーテル先端バルーンを肺動脈小分枝の動脈にウェッジさせることで左心房の前負荷を評価する。
混合静脈血酸素飽和度（SvO₂）	・基準値：60〜80% ・末梢組織で酸素利用され、肺動脈に戻ってきた血液の酸素飽和度の値のこと。酸素需給バランスの評価指標になる。

第4部

人工呼吸

要点振り返りチェック！

❶ 心電図には標準 12 誘導心電図と簡易型心電図がある。標準 12 誘導心電図は（　診断　）に向いているが、簡易型心電図は（　診断　）に向いていない。
※ 2 カ所とも同一の文言が入ります。

❷ 標準 12 誘導心電図では（　虚血　）の異常を発見しやすいが、簡易型心電図では持続的なモニタリングに適しているため、（　不整脈　）を発見しやすくなっている。

❸ 簡易型での（　CL₁　）誘導は V₁ と近似しており、P 波が見やすい。

❹ 穿刺部位として血栓や空気の微小塞栓が脳梗塞となる（　内頸　）動脈は原則として用いない。

5 ▶ 穿刺部位は心臓から（　末梢　）になるほど圧のピークに達する時間が遅くなるため、dicrotic notch が消失する。

6 ▶ 陽圧換気中の動脈圧の変化は、吸気中に肺内がさらに陽圧となることで血圧は（　上昇　）し、吸気から呼気に転じると徐々に血圧は（　低下　）する。

7 ▶ 動脈圧の呼吸性変動が大きい場合は循環血液量が減少している可能性がある。指標として、動脈圧波形の脈圧変化で判断ができる（　PPV（脈圧変動）　）がある。

8 ▶ 人工呼吸管理中の中心静脈圧（CVP）は（　自発呼吸　）による影響を受ける可能性があるため、トレンドを観察して評価することが大切である。

9 ▶ 人工呼吸中の中心静脈圧（CVP）の評価では、呼吸サイクルの（　呼気　）相の時に圧を評価することが大切である。

10 ▶ スワンガンツカテーテルで圧を測定できるものとして、中心静脈圧（CVP）、（　肺動脈圧（PAP）　）、肺動脈楔入圧（PCWP）などがある。

11 ▶ 静脈血が様々な臓器で代謝を終えて、肺動脈に戻ってきた際の酸素飽和度（　SvO_2　）を測定することができる。基準値は 60〜80％であり、これは、生体が生理学的ストレスに対する予備能を持つためである。

引用・参考文献

1) Bedford, RF."Invasive blood pressure monitoring". Blitt, CD. ed. Monitoring in anesthesia and critical care medicine. 2nd edition. New York. Churchill livingstone, 1990, 102.
2) 公文啓二. 陽圧換気による循環モニタリングへの影響とその応用：PPV、SVV および PVI などの動的モニタリングを中心に. 人工呼吸. 32（1）, 2015, 185-9.
3) スワンガンツカテーテル：カタログ. エドワーズライフサイエンス.

（北代崇礼）

13　人工呼吸中の合併症

▌人工呼吸器関連肺炎（VAP）

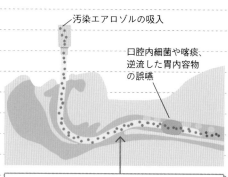

- 人工呼吸器関連肺炎（ventilator-associated pneumonia；VAP）は、人工呼吸開始後 **48時間以降** に発症した肺炎である。

- 人工気道（挿管チューブ）を用いた人工呼吸管理によって気道のクリアランス機能が障害され、口腔内細菌等を誤嚥する **不顕性誤嚥**（silent aspiration）や **汚染されたエアロゾル吸入**（inhalation）により発症する。

汚染エアロゾルの吸入

口腔内細菌や喀痰、逆流した胃内容物の誤嚥

> 気管挿管されることで、健常者が通常備えている上気道の加温加湿機能やフィルター機能、線毛運動による細菌除去機能が使えなくなってしまいます。

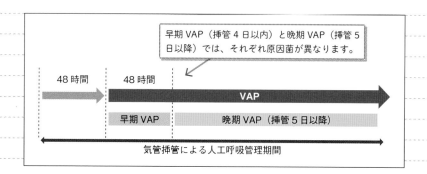

> 早期VAP（挿管4日以内）と晩期VAP（挿管5日以降）では、それぞれ原因菌が異なります。

48時間　48時間

VAP

早期VAP　　晩期VAP（挿管5日以降）

気管挿管による人工呼吸管理期間

●VAPの原因菌

- **早期VAP**：MSSA（メチシリン感受性黄色ブドウ球菌）、肺炎連鎖球菌、大腸菌

- **晩期VAP**：MRSA（メチシリン耐性黄色ブドウ球菌）、緑膿菌、アシネトバクター、ESBL

●VAP対策：VAPバンドルの施行[1]

①手指衛生を確実に実施する。

②人工呼吸器回路を定期的に交換しない。　➡肉眼的汚染時は交換

③適切な鎮静・鎮痛を図る。特に過鎮静を避ける。　➡鎮静・鎮痛スケールの活用

④人工呼吸器から離脱できるかどうか毎日評価する。

➡ SAT（自発覚醒トライアル）や SBT（自発呼吸トライアル）の施行

⑤人工呼吸中の患者を臥位で管理しない。　➡ 30°以上の頭位挙上

人工呼吸器関連肺損傷（VALI）

- 人工呼吸器関連肺損傷（ventilator-associated lung injury；VALI）とは、人工呼吸管理を行ったが故に起こる肺傷害のことを言う。

  ➡肺を愛護的に管理していかなければならない。

- VALI の予防には肺保護戦略が有用である。

  ➡適切な PEEP、プラトー圧制限、低容量換気、低吸気圧、高二酸化炭素血症の許容。

●VALI における 4 種類の肺損傷原因

圧損傷	Barotrauma	過剰な圧がかかり、肺過膨張が生じることで起こる。
容量損傷	Volutrauma	過剰な量がかかり、肺過膨張が生じることで起こる。
虚脱性肺損傷	Atelectrauma	虚脱肺と開通肺の圧差によって起こる。
炎症性肺損傷	Biotrauma	肺胞の虚脱と拡張が続くことで炎症が生じて起こる。

14　術後の肺合併症

➡**術後肺合併症の高リスク群**は 70 歳以上の高齢、肥満、喫煙、慢性肺疾患、糖尿病、ステロイド使用などがあり、術前の指導や呼吸理学療法が大事である。

無気肺

●機序

- 喀痰が末梢気道を閉塞し、その領域以降の肺胞を虚脱させることで起こる。

  ➡術後合併症の中で、**喀痰による気道閉塞**に伴う無気肺が最も多い。

- **術後 48 時間以内**、開胸手術、開腹手術（上部）で発生
  することが多い。
- **治療**：体位ドレナージや去痰薬では排痰効果が乏しい場
  合、**気管支内視鏡（BF）** 下で喀痰吸引を行うこともある。
  ➡ BF は、目視で気管支を選択的に吸痰できるメリットがある。

> 開胸手術後などに胸腔ドレーンを入れる場合、術後肺合併症を予防する上で胸腔ドレーンの管理は大切です。おさらいしておきましょう。

肺水腫

● **機序**
- **非心原性肺水腫**：過大侵襲や感染症のために炎症性サイトカインが大量産生されると敗血症となる。敗血症では血管透過性が亢進し、血管内の水分が肺胞に染み込んでしまい肺水腫となる。
- このほか、心不全による**心原性肺水腫**や、術中・術後の**輸液の過剰投与**によっても肺水腫となる。

● **治療**
- **高浸透圧輸液**により血管外に漏出した血中の水分を血管内に引き込み、尿として排泄する方法や、**利尿薬**や**CHDF**（持続的血液濾過透析）などで強制的に溢水を改善させる方法もある。

> **高浸透圧輸液**：アルブミンや濃度の高い糖液などベタベタするような液を指します。

- 肺水腫は重症化すると高い PEEP や平均気道内圧の調節など人工呼吸管理設定もシビアになり、場合によっては ECMO（体外式膜型人工肺）を行わざるを得ない場合もある。
- ECMO は、可逆的な呼吸不全では適応だが、出血性病変がある場合や、高齢で予後不良の場合は適応外となる。

肺炎

● **機序**：誤嚥による肺胞内感染や無気肺の持続により、無気肺部分に停滞した細菌が感染源となって肺炎へ移行する。

➡ **無気肺の放置は肺炎につながる。**

第4部 人工呼吸

静脈血栓塞栓症（VTE）

●機序

- 静脈血栓塞栓症（venous thromboembolism；VTE）は、下肢や骨盤をはじめとする静脈系のうっ血により血栓が生じ、血流で肺動脈へ飛んでいき血管を閉塞することで発症する。

> 長期臥床、うっ血性心不全、脱水、経口避妊薬常用、肥満、糖尿病などが高リスク！

- 術後に見られる合併症であり、長時間の飛行機搭乗で生じるエコノミー症候群も同じような機序で発症する。
- ●血液ガス：PaO_2、$PaCO_2$ が低下し、**呼吸性アルカローシス**の状態
- ●診断：右心系以降の血流が阻害される所見（右心不全・右心拡大・右心系圧の上昇）
- ●予防策：術中・術後の弾性ストッキング着用、フットポンプ装着、術後早期離床・歩行
- ●治療：抗血栓療法、血栓溶解療法、外科的肺血栓除去

術後間質性肺炎

- ●機序：呼吸器系手術後に原因不明で発症することがある。多くは、既往として何らかの肺疾患が存在し、その疾患が急性増悪すると言われている。
- ●検査所見の特徴：胸部X線でのびまん性浸潤影、呼吸音では fine crackles（捻髪音）が聴取される。
- ●治療：ステロイドパルスを行うことが多いが、重症化することが多く、重篤な合併症である。

15　人工呼吸中の水分バランス・栄養管理

- **Harris-Benedict（ハリスベネディクト）の式**：生命維持に必要な基礎エネルギーを算出する方法。
- 基礎エネルギーが生体に与えられない場合、患者が蓄えている栄養や組織からエネルギーを捻出していくことになる。投与エネルギー消費後、肝臓貯蔵のグリコーゲン→脂肪→骨格筋や臓器タンパクの順にエネルギーが捻出されていく。

- 急性期の人工呼吸患者は敗血症や手術後などで**代謝亢進の状態**にあるため、算出した量よりも多くエネルギーを要することが多い。

  ➡ エネルギーが不足すると生体組織の萎縮などを引き起こし、臓器障害に陥る。

Check Point!

☑ **COPD などの慢性呼吸不全**では、1g あたりに産生されるエネルギーが **9kcal** と高く、呼吸商が 0.6 と少ない脂肪乳剤が用いられることがある。

※呼吸商：エネルギー産生の過程において酸素消費量に対する二酸化炭素産生を比で表したもの。

● 経管栄養と経静脈栄養のメリット・デメリット

	経管栄養	経静脈栄養
摂取経路	経鼻胃管	中心静脈
メリット	・生理的栄養摂取方法 ・腸管萎縮予防、蠕動運動維持 ・経静脈栄養に比べ侵襲的でない	・ほぼ全ての患者に使用可能 ・水分管理が行いやすい ・高カロリー投与可能
デメリット	・チューブ不快感	・カテーテル感染 ・挿入時血気胸
禁忌	腸閉塞、高度の下痢	なし

人工呼吸管理中の患者は経口摂取ができないため、栄養摂取経路が重要です。

● 人工呼吸中の栄養管理

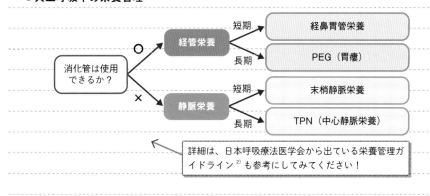

消化管は使用できるか？

○ → 経管栄養 → 短期 → 経鼻胃管栄養
　　　　　　　→ 長期 → PEG（胃瘻）

× → 静脈栄養 → 短期 → 末梢静脈栄養
　　　　　　　→ 長期 → TPN（中心静脈栄養）

詳細は、日本呼吸療法医学会から出ている栄養管理ガイドライン[2] も参考にしてみてください！

● **中心静脈カテーテルの挿入部位**

- 中心静脈カテーテルの挿入部位：内頸静脈、大腿静脈、鎖骨下静脈、上肢末梢静脈（尺骨皮静脈、橈骨皮静脈、肘正中皮静脈）がある。

- **PICC（末梢静脈型中心静脈カテーテル）**：上腕の末梢静脈から穿刺し、その部位から中心静脈へカテーテルを進めて留置する方法。中心静脈カテーテルと比べて気胸や感染症などの合併症を低下できるとされている。

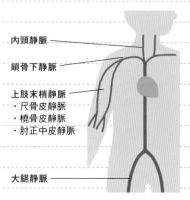

内頸静脈
鎖骨下静脈
上肢末梢静脈
・尺骨皮静脈
・橈骨皮静脈
・肘正中皮静脈
大腿静脈

16　人工呼吸中の鎮静・鎮痛管理

- 人工呼吸中の鎮静・鎮痛は、挿管チューブの違和感や痛み・不安・気管吸引の苦痛などを軽減する目的で行う。

- これらは漠然と行うのではなく、医療チーム全体が共通認識として患者状態を把握する必要があるため、スケールを用いて患者評価を行う。

● **RASS（Richmond Agitation-Sedation Scale）**

スコア	用語	説明
＋4	好戦的な	明らかに好戦的な、暴力的な、スタッフに対する差し迫った危険
＋3	非常に興奮した	チューブ類またはカテーテル類を自己抜去；攻撃的な
＋2	興奮した	頻繁な非意図的な運動、人工呼吸器ファイティング
＋1	落ち着きのない	不安で絶えずそわそわしている、しかし動きは攻撃的でも活発的でもない
0	意識清明な、落ち着いている	
−1	傾眠状態	完全に清明ではないが、呼びかけに10秒以上の開眼およびアイ・コンタクトで応答する
−2	軽い鎮静状態	呼びかけに10秒未満のアイ・コンタクトで応答
−3	中等度鎮静	呼びかけに動きまたは開眼で応答するがアイ・コンタクトなし
−4	深い鎮静状態	呼びかけに無反応、しかし、身体刺激で動きまたは開眼
−5	昏睡	呼びかけにも身体刺激にも無反応

（文献3より転載）

● VAS（Visual Analogue Scale）

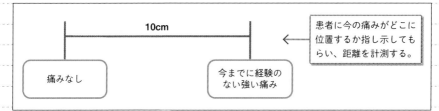

10cm

患者に今の痛みがどこに位置するか指し示してもらい、距離を計測する。

痛みなし

今までに経験のない強い痛み

（文献3より作成）

Check Point!

☑ 鎮静スケールである **RASS** は鎮静レベルの評価だけでなく、不穏・興奮の評価も可能なため、さまざまな症例で使用できるという利点がある。

☑ 人工呼吸管理中の患者における **RASS の目標スコアは－2～0** とされている。

PICS（集中治療後症候群）

- PICS（post intensive care syndrome；集中治療後症候群）とは、ICU 入室後に発症した**精神機能障害、認知機能障害、筋力低下**が引き起こす**身体障害**（ICU-AW）を含めたものを指す。

- PICS は自然的に治癒するものではなく予防や早期介入を行う必要があるため、「**ABCDEFGH バンドル**」が提唱されている。

● ABCDEFGH バンドル

A	Awaken the patient	毎日の覚醒トライアル
B	Breathing	毎日の人工呼吸離脱トライアル
C	Coordination	A＋Bの毎日の実践
D	Delirium monitoring and management	せん妄のモニタリングとマネジメント
E	Early mobility and exercise	早期離床
F	Family involvement, Follow-up referrals, Functional reconciliation	家族を含めた対応、転院先への紹介状、機能的回復
G	Good handoff communication	良好な申し送り伝達
H	Handout materials on PICS and PICS-F	PICS や PICS-F についての書面での情報提供

（文献4より作成）

17　人工呼吸中の全身管理

- 血圧（BP）は、**心拍出量（CO）× 末梢血管抵抗（SVR）** で規定される。
- 心拍出量（CO）は、**一回心拍出量（SV）×心拍数（HR）** で表すことができる。

前負荷・後負荷

- **前負荷**：右心に還ってくる静脈血のことで、「**容量負荷**」とも呼ばれる。前負荷が十分でないと、心臓に血液が充満せず力強く拍出できない。
- **後負荷**：**末梢血管抵抗（SVR）** のことで、「**圧負荷**」とも呼ばれる。

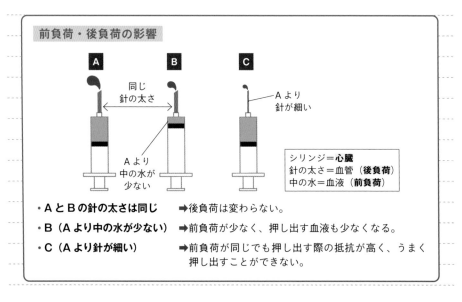

前負荷・後負荷の影響

| A | B | C |

同じ針の太さ

Aより針が細い

Aより中の水が少ない

シリンジ＝**心臓**
針の太さ＝血管（**後負荷**）
中の水＝血液（**前負荷**）

- **AとBの針の太さは同じ** ➡後負荷は変わらない。
- **B（Aより中の水が少ない）** ➡前負荷が少なく、押し出す血液も少なくなる。
- **C（Aより針が細い）** ➡前負荷が同じでも押し出す際の抵抗が高く、うまく押し出すことができない。

- **敗血症の場合**：血管透過性が亢進し、血管内ボリュームが低下した状態のため、**前負荷が低下**する。また、血管拡張により後負荷も低下する。よって CO × SVR ＝ BP の式より血圧も低下する。
- **心不全の場合**：心臓のポンプ作用が低下した状態のため、心臓が血液をうまく拍出できず血液が滞った状態になる。このような状況では輸液を絞るなどして**前負荷を**

下げ、心臓が血液を送り出しやすいよう**後負荷を下げる**必要がある。

陽圧換気による循環動態への影響

自然呼吸と人工呼吸の静脈圧較差

- 人工呼吸と自然呼吸の決定的な違いは、前者の胸腔内圧は**陽圧**であり後者は**陰圧**ということである。
- 人工呼吸中は静脈圧較差が小さく、**右心に還る血液量が低下する**。前負荷が低下した状態となり、血圧は低下する。
- 血圧が低下すると**各臓器への酸素供給は低下する**。
  ➡主要臓器として、尿や酸塩基平衡・血圧調節の働きを行う**腎臓**、エネルギー代謝や貯蔵・タンパク合成や薬物代謝を行う**肝臓**などがある。

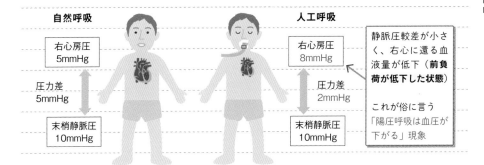

第4部 人工呼吸

自然呼吸

右心房圧 5mmHg

圧力差 5mmHg

末梢静脈圧 10mmHg

人工呼吸

右心房圧 8mmHg

圧力差 2mmHg

末梢静脈圧 10mmHg

静脈圧較差が小さく、右心に還る血液量が低下（**前負荷が低下した状態**）

これが俗に言う「陽圧呼吸は血圧が下がる」現象

Check Point!

☑ 人工呼吸管理では、**PEEP**（呼気終末陽圧）を高く設定することは**右房圧上昇による末梢静脈圧差低下**を招く。
   ➡ PEEP を高く設定しなければならない重症呼吸不全患者では注意が必要。

☑ **酸素供給が低下**するとエネルギー合成が効率的にできなくなり、**乳酸**が産生される。
   ➡乳酸は代謝性アシドーシスを助長するためモニタリングが重要。

人工呼吸からのウィーニング

- 人工呼吸からのウィーニングを実施する上で、人工呼吸管理に至った原疾患・呼吸不全の改善が必要である。

- ウィーニングは人工呼吸によるサポートを下げていく行為であるため、**患者の呼吸エネルギーは増大する**。

- ウィーニングの方法として、人工呼吸器離脱プロトコルを使用すると人工呼吸管理期間の短縮や離脱成功率が増加するとされている。わが国では日本集中治療医学会・日本呼吸療法医学会・日本クリティカルケア看護学会が提唱する**人工呼吸器離脱プロトコル** [5] が多くの施設で使用されている。

Check Point!

- ☑ ウィーニングでは酸素消費量が増大し、血流も呼吸筋群に動員されるため、**循環動態の変化やそれを疑う予兆（発汗などの理学所見）**には十分注意しなければならない。

- ☑ 3学会のプロトコルは一般成人に対するものなので、**慢性呼吸不全患者**の場合はベースとして **$PaCO_2$ や HCO_3^- は高値**であることが多く、**呼吸数も通常より増加する**可能性がある。
  - ➡患者の基礎疾患に合わせて血ガスの値や RSBI（rapid shallow breathing index）などの目標を変更する必要がある。

要点振り返りチェック！

1 ▶ VAP は（　48　）時間以上人工呼吸を行っている患者が発症した新たな肺炎であり、挿管（　4日　）以内のものを早期 VAP、挿管（　5日　）以降に発症したものを晩期 VAP と呼ぶ。

2 ▶ 早期 VAP と晩期 VAP 共に、起因菌は（　MSSA（メチシリン感受性黄色ブドウ球菌）、肺炎連鎖球菌、大腸菌　）（　MRSA（メチシリン耐性黄色ブドウ球菌）、緑膿菌、アシネトバクター、ESBL　）である。

3 ▶ 人工呼吸中の合併症として最も多いのは（　無気肺　）であり、その原因は（　喀痰　）による（　末梢気道　）の閉塞である。発症時期として術後（　48　）時間以内が多い。

4 ▶ 人工呼吸中の合併症に肺炎があるが、これは（　無気肺　）を放置した結果に発症することがある。

5 ▶ 人工呼吸管理中の栄養管理において、急性期は通常よりも代謝が（　亢進　）した状態のため、必要最低限のエネルギーだけでなくバックグランドや体温・炎症反応を考慮して栄養管理を行う必要がある。

6 ▶ 経管栄養は（　腸閉塞、高度の下痢　）の場合を除き積極的に行う。その理由は、腸管を使用することによる腸管（　萎縮　）の予防効果が期待できるからである。また、経静脈栄養で懸念されるカテーテルによる（　合併症　）のリスクがないことも利点である。

7 ▶ 慢性呼吸不全患者の栄養は呼吸商が低くエネルギー量の高い（　脂肪乳剤　）を用いた栄養剤が好ましいとされている。

8 ▶ 人工呼吸中の鎮静スケールとして有用な（　RASS　）では、意識清明で落ち着いている状態がスコア「0」で表される。人工呼吸管理中の目標スコアは（　0〜－2　）である。

9 ▶ 血圧は（　CO　）×（　SVR　）で表すことができる。（　CO　）は、一回心拍出量×（　HR　）で表すことができる。

10 ▶ 血圧が低下すると血液灌流も低下し、酸素供給量は低下する。この結果、体内で（　乳酸　）が産生され、代謝性アシドーシスを助長する。

第4部 人工呼吸

⓫ 人工呼吸からのウィーニングでは、（　プロトコル　）を用いることで早く達成できるとされている。

引用・参考文献

1) 日本集中治療医学会 ICU 機能評価委員会. 人工呼吸関連肺炎予防バンドル 2010 改訂版（略：VAP バンドル）. 2010. https://www.jsicm.org/pdf/2010VAP.pdf

2) 日本呼吸療法医学会 栄養管理ガイドライン作成委員会. 急性呼吸不全による人工呼吸患者の栄養管理ガイドライン 2011 年度版. 人工呼吸. 29 (1), 2012, 75-120. http://square.umin.ac.jp/jrcm/pdf/eiyouguidline2011.pdf

3) 日本呼吸療法医学会 人工呼吸中の鎮静ガイドライン作成委員会. 人工呼吸中の鎮静のためのガイドライン. 人工呼吸. 24 (2), 2007, 146-67. http://square.umin.ac.jp/jrcm/contents/guide/page03.html

4) 日本集中治療医学会. PICS 集中治療後症候群：ABCDEFGH バンドルとは. https://www.jsicm.org/provider/pdf/pics06.pdf

5) 3 学会（日本集中治療医学会, 日本呼吸療法医学会, 日本クリティカルケア看護学会）合同人工呼吸器離脱ワーキング. 人工呼吸器離脱プロトコル. 2015. https://www.jsicm.org/pdf/kokyuki_ridatsu1503a.pdf

6) 吉田健史. 人工呼吸器関連肺傷害. INTENSIVIST. 10 (3), 2018, 499.

7) 小野哲章ほか編. "呼吸療法装置". 臨床工学技士標準テキスト. 東京, 金原出版, 2005, 332.

8) 清水孝宏. "人工呼吸管理中の栄養管理". 新 人工呼吸ケアのすべてがわかる本. 東京, 照林社, 2014, 302-10.

9) 日本集中治療医学会 臨床工学技士テキスト作成委員会編. 臨床工学技士集中治療テキスト. 東京, 克誠堂出版, 2019, 392p.

10) 日本臨床工学技士会編. "集中治療における鎮痛・鎮静・せん妄予防". 認定集中治療関連指定講習会テキスト. 2019, 159.

11) 赤間幸江. "感染管理". これならわかる ICU 看護. 東京, 照林社, 2018, 160.

（宮原史和）

第 **5** 部

酸素療法・NPPV

1 　酸素療法の目的と指標

酸素療法の目的

- 酸素療法の目的は、組織の需要（$\dot{V}O_2$：酸素消費量）に十分な酸素を供給（$\dot{D}O_2$：酸素運搬量）することである。

- $\dot{D}O_2$ は動脈血酸素含量（CaO_2）と心拍出量（CO）に依存する。

  ※ $\dot{D}O_2 = CaO_2 \times CO$

  ※ $CaO_2 = 1.34 \times Hb \, (g/dL) \times$ 動脈血酸素分圧（SaO_2）$/100 + 0.003 \times PaO_2$

● **酸素解離曲線（基準値）**

SaO_2（%）	PaO_2（mmHg）
98	100
95	80
90	**60**
75	40
50	**27**

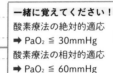

一緒に覚えてください！
酸素療法の絶対的適応
➡ $PaO_2 \leqq 30mmHg$
酸素療法の相対的適応
➡ $PaO_2 \leqq 60mmHg$

酸素療法で指標となる値

- **急性呼吸不全：PaO_2 80mmHg（SpO_2 94～98%）** を維持することを目標とする。

- **CO_2 蓄積を伴う慢性の呼吸不全：SpO_2 88～92%（PaO_2 では 60mmHg 程度）** を維持することを目標とする。

- 酸素療法のモニターとしては非侵襲的であるパルスオキシメーターが用いられる（→ p.117 参照）。

  ※パルスオキシメーターの合併症として、プローブの発熱による熱傷、光線による日焼け、圧迫による圧損傷、MRSA などの感染がある。

2 　低流量システムと高流量システム

酸素供給方法

酸素供給の方法には低流量システムと高流量システムの2種類がある。

低流量システムの種類

①鼻カニューレ

②フェイスマスク

③リザーバーマスク　➡さらに、部分的再呼吸マスクと非再呼吸マスクがある。

④オキシマスク：呼気が抜けやすく CO_2 を再呼吸しにくい

⑤オキシアーム：顔面に直接器具が接触しない

⑥オキシマイザー：リザーバーバッグが内蔵された鼻カニューレ

> 低流量システムとして代表的な①〜③から覚えていきましょう。

高流量システムの種類

①ベンチュリーマスク

②インスピロンネブライザー

③アクアサームネブライザー

④ハイフローセラピー（高流量鼻カニュラ酸素療法：HFNC）

➡各方法で吸入酸素濃度が異なるため、必要に応じた方法を選択する。

低流量システムと高流量システムの違い

● **低流量システムとは**
患者の一回換気量を**超えない**酸素流量であり、酸素供給が部分的に行われる（**一回換気量＞酸素流量**）。

● **高流量システムとは**
患者の一回換気量を**超える**酸素流量であり、酸素供給がすべてに行われる（**一回換気量＜酸素流量**）。

> まずは次の考え方から覚えてみてください。

低流量システムの吸入酸素濃度の考え方

・次ページの表の吸入酸素濃度は**平均的な一回換気量（500mL）に対する推定の酸素濃度**であり、一回換気量が 500mL より少ない場合の吸入酸素濃度は高く、500mL より多い場合の吸入酸素濃度は低くなる。

※成書では低流量システムの吸入酸素濃度の推定値が記載されていることがある。

・低流量システムにおける吸入酸素濃度は一回換気量だけではなく、**呼吸数や呼吸パターン**によっても影響を受ける。

低流量システムの吸入酸素濃度

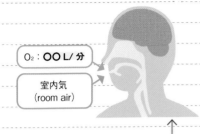

$$吸入酸素濃度（\%）= \frac{A＋B＋C}{一回換気量}$$

A：1 秒間の吸入酸素量
B：鼻腔内にたまる酸素の量
C：一回換気量から A と B を差し引いた室内気中の酸素量

- 呼吸回数によって鼻腔内にたまる酸素の量は変化します。
- 同じ酸素流量でも一回換気量が少なくなると吸入酸素濃度は高くなります。

O₂：〇〇 L/ 分

室内気（room air）

●低流量システムの吸入酸素濃度表

酸素流量 (L/ 分)	酸素濃度（%）		
	鼻カニューレ	フェイスマスク	リザーバーマスク（非再呼吸式）
1	24		
2	28		
3	32		
4	36		
5	40	40	
6	44		60
		50	
7			70
		60	
8			80
9			80 以上
10			80 以上

Check Point!

【覚え方のコツ】

☑ 鼻カニューレ：1L/ 分増すごとに酸素濃度が **4%**ずつ増加

☑ フェイスマスク：5L/ 分から開始で酸素濃度は 40%、1L/ 分増すごとに **10%程度増加**

☑ 非再呼吸式のリザーバーマスク：酸素流量×10%がおよその酸素濃度になるが、**9L/ 分以上は 80～90%程度**になる。

高流量システムの吸入酸素濃度の考え方

- 高流量システムでは患者の一回換気量より高い混合ガス流量を流すことで換気量の すべてを混合ガスでまかなうため、設定された酸素濃度を吸入することが可能となる。

- 基本的に「高流量」とは、平均的な一回換気量を 500mL、吸気時間を 1 秒とした 「500mL/ 秒（**30L/ 分**）」であり、一回換気量が 500mL/ 秒を超える場合は 30L/ 分 以上の流量を流す必要がある。

高流量システムの吸入酸素濃度

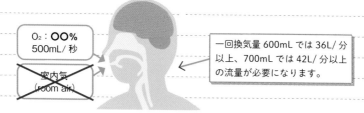

O₂：○○%
500mL/ 秒

室内気
(room air)

一回換気量 600mL では 36L/ 分 以上、700mL では 42L/ 分以上 の流量が必要になります。

500mL/ 秒＝ 0.5L/ 秒 ➡ 0.5L/ 秒× 60 秒 ➡ **30L/ 分**

第 5 部　酸素療法・NPPV

ハイフローセラピーの効果

① **100％まで正確に供給**：患者の一回換気量や呼吸数にほとんど影響を受けずに吸入 酸素濃度 100％まで一定濃度で吸入可能である。

② **解剖学的死腔の洗い流し**：大量の混合ガスが上下気道の死腔に溜まった呼気ガスを 洗い流すことによって呼気 CO_2 の再吸収を減らし、結果として解剖学的死腔を減ら すことが可能となる。

③ **呼吸サイクルによる気道陽圧（PEEP 様効果）**：特に口を閉じることにより軽度の PEEP 様効果を作り出すことが可能である。

④ **最適な加温加湿**：十分に加温加湿された吸入気なので快適であり、従来の酸素療法 に比較して排痰しやすい。

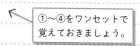

①～④をワンセットで 覚えておきましょう。

3　酸素投与の注意点と副作用

酸素投与時の注意点

①慢性Ⅱ型呼吸不全は低濃度の酸素濃度から開始

- CO_2蓄積を伴う慢性Ⅱ型呼吸不全（COPD急性増悪、肺結核後遺症、神経・筋疾患）の場合はPaO_2の上昇と共に$PaCO_2$も上昇するため、**低濃度**から開始する。

②フェイスマスクは5L/分以上で使用

- フェイスマスクの場合、**CO_2の再呼吸**を防ぐ目的で基本的には**5L/分以上**の酸素を流す必要がある。
- 近年では呼気が抜けやすくCO_2の再呼吸がしにくい**オキシマスク**があり、フェイスマスクではCO_2再呼吸が懸念される流量でも使用可能となっている。

③鼻カニューレ3L/分以上で加湿

- 中央配管や酸素ボンベから供給される酸素は**乾燥ガス**であるため、**鼻カニューレでは3L/分以上の投与では加湿が必要**となる。
- ハイフローセラピーではより高度な加温加湿が必要となる。

> 注意点として、まずはシンプルに①②③の3つを覚えましょう。

酸素吸入による副作用

> 酸素中毒とCO_2ナルコーシスは、**症状や経緯**も覚えておきましょう。

- **酸素中毒**：一般的に吸入酸素濃度**60%以上**で出現しやすいため、高濃度酸素吸入はできるだけ短時間にする。
- **CO_2ナルコーシス**：慢性Ⅱ型呼吸不全増悪例で、高濃度酸素吸入がなされた場合に認められることがある。状態が安定している慢性Ⅱ型呼吸不全例では**腎代償**によりpHを正常に維持するため、意識障害は少ない。
- **吸収性無気肺**：肺胞内の**窒素**が高濃度酸素で洗い出され酸素が血管内に吸収されることによって生じる無気肺である。

※酸素療法の禁忌としてパラコート中毒がある。

4 高気圧酸素療法（HBO）

高気圧酸素療法（hyperbaric oxygenation；HBO）の目的

①動脈血酸素分圧増加

②動脈血中溶解酸素量増加

③ガス洗い出し効果

④体内ガス圧縮

⑤酸素毒性の応用

HBO の効果と適応疾患

効果		適応疾患
組織の酸素化効果		• 急性虚血性眼疾患（網膜動脈閉塞症など） • 突発性難聴 • 脊髄障害 • 低酸素性脳機能障害 • 脳塞栓 • 急性末梢血管障害
酸素化効果	ガス圧縮効果 ガス洗い出し効果	• 減圧症、空気塞栓症 • 腸閉塞
	ガス洗い出し効果	• 一酸化炭素中毒
	酸素毒性	• ガス壊疽

効果と適応疾患とセットで覚えるようにしましょう。

第5部 酸素療法・NPPV

HBO の主な副作用

● **圧外傷**：耳管閉塞では鼓膜損傷（**中耳スクイズ**）、副鼻腔の閉塞では前額部に激痛（**副鼻腔スクイズ**）、減圧時に呼吸停止すると肺内ガスが膨張して**気胸**を生じる危険性がある。

● **酸素中毒**：症状として、口唇のぴくつき、めまい、手足の震え、痙攣、意識障害がある。

● **その他**：PaO_2 の著しい上昇による末梢動脈の収縮、**血流低下**をきたす可能性や、嫌気性感染症では有効であるが、好気性菌などの混合性感染症では**菌増殖**を招く可能性がある。

ここでも**酸素中毒**が出てきています。しっかり押さえておきましょう！

HBO 副作用の
重要なキーワード
・中耳スクイズ
・副鼻腔スクイズ
・気胸
・酸素中毒
・血流低下
・菌増殖

5 在宅酸素療法（HOT）

在宅酸素療法（home oxygen therapy；HOT）の適応基準

● **高度慢性呼吸不全**

- COPD（慢性閉塞性肺疾患）、肺結核後遺症、間質性肺炎、肺がんなど

- 慢性呼吸不全（呼吸不全が 1 カ月以上続く状態）

- 安静時空気吸入下での **PaO_2 が 55mmHg** に満たない（SpO_2 では 88％未満）、あるいは **PaO_2 が 60mmHg 以下**（SpO_2 は 90％以下）で、睡眠時または運動負荷時に著しい低酸素血症を生じる。

● **慢性心不全：NYHA 心機能分類Ⅲ以上**であり、睡眠ポリグラフィーで **AHI**（無呼吸低呼吸指数）**20 以上**でチェーンストークス呼吸が見られる。

● **群発頭痛**：群発期間中であり、1 日平均 1 回以上の頭痛発作を認める。

● **肺高血圧症**：診断がある者。（平均肺動脈圧が 20mmHg 以上）

● **チアノーゼ型先天性心疾患**：診断がある者。

Check Point!👀

☑ **高度慢性呼吸不全、慢性心不全、群発頭痛**：各疾患によって適応基準がある。

☑ **肺高血圧症**と**チアノーゼ型先天性心疾患**：診断があれば適応基準は設けられていない。

> 特に**高度慢性呼吸不全の適応基準**は確実におさえておきましょう。

HOT の効果

①肺高血圧症の改善

②二次性多血症の改善

③運動能力の向上

④精神神経症状の改善

⑤死亡率の低下

⑥入院期間および入院回数の減少

⑦家庭復帰

> 血中の酸素が少なければ…
> ①：肺血管攣縮を起こす。
> ②：ヘモグロビンも増加してしまう。
> ③：運動するのもきつくなる。
> ④：身体がつらくて不安になったり、低酸素性のせん妄になったりする。
> ⑤：予後も悪くなる。
> ⑥⑦：自宅退院が困難になる。
>
> ➡筆者はこのような発想で覚えたりします。

●**HOT 患者が飛行機へ搭乗する際の注意点**

- 航空機内圧は 1 気圧以下であるため、**低酸素症**を生じる。
  ※海面上では大気圧 760mmHg のうち 21%（159mmHg）が酸素であるのに対し、航空機内圧は 1 気圧以下（760mmHg 以下）となるため、酸素分圧も低下する。

> ここを理解すると注意点が覚えやすくなります。

- 酸素流量は **1〜2L/ 分**増量するように指導する。
- 飛行中は **PaO₂ ≧ 50mmHg** に維持することが望ましい。
- 航空機には**液体酸素**の持ち込みは禁止されている。

> 液体酸素は一気に気化すると爆発するので危険なのです。

- あらかじめ許可を得れば航空機に**酸素ボンベ**の持ち込みは可能である。

●**HOT と HMV が対象となる保険診療報酬**

在宅酸素療法（HOT）	在宅人工呼吸（HMV）
・在宅酸素療法指導管理料 ・酸素濃縮装置加算 ・酸素ボンベ加算 ・呼吸同調式デマンドバルブ加算 など	・在宅人工呼吸指導管理料 ・人工呼吸器加算（マスクか気管切開） など

6　在宅人工呼吸（HMV）

在宅人工呼吸（home mechanical ventilation；HMV）が適応となる疾患

分類		適応疾患
中枢神経疾患		中枢性肺胞低換気症候群、脳出血、脳腫瘍、頭部外傷など
神経筋疾患	末梢神経疾患	筋萎縮性側索硬化症、ポリオ、脊髄外傷、脊髄腫瘍、ギラン・バレー症候群、末梢神経炎、横隔膜神経麻痺など
	神経筋接合部疾患	重症筋無力症など
	筋疾患	筋ジストロフィー、膠原病に伴う筋炎など
呼吸器疾患	肺疾患	慢性閉塞性肺疾患、特発性肺線維症など
	胸郭疾患	肺結核後遺症、脊椎カリエス、脊椎後側弯症など

> 分類と疾患名はよく出題されます。まずは分類から覚えてみましょう。

第5部
酸素療法・NPPV

NPPV と TPPV

- 導入の容易さと簡便性、侵襲度の低さから、まずは **NPPV** から選択されるべきである。
- **TPPV が選択されるケース**：誤嚥がある、気道分泌物の自己喀出が困難、NPPV で高二酸化炭素血症を伴う呼吸性アシドーシスあるいは低酸素血症が改善しない場合など。

●在宅 NPPV 患者・在宅 TPPV 患者の基礎疾患割合

在宅 NPPV 患者		在宅 TPPV 患者	
COPD	29%	神経筋疾患	77%
神経筋疾患	25%	肺胞低換気症候群	9%
肺結核後遺症	21%	COPD	3%
睡眠時無呼吸症候群	10%	肺結核後遺症	3%
後側弯症	5%	後側弯症	1%
肺胞低換気症候群	3%	その他	7%
その他	7%		

> 順番や最も多い疾患は覚えておきましょう。
> 上記の TPPV が選択されるケースを踏まえて考えると覚えやすくなります。

（文献 1 を参考に作成）

HMV の経済・介護状況 [1]

- 療養のために仕事を辞めざるを得ない患者が **38%** いる。
- 経済的に何らかの節約を強いられている症例は **21%** である。
- 今後の HMV 療養に不安を抱いている患者は **24%** いる。
- 公的助成に関して、身体障碍者に伴う助成を受けている患者が **71%** と多い。
- 介護保険を受けていない患者が **49%** いる。

在宅で使用される人工呼吸器

- 近年の在宅用人工呼吸器は **設定項目** が多様化しており、症例に応じて快適性や安全性を考慮した設定をすることが望ましい。
- 在宅用人工呼吸器の多くはバッテリーが内蔵されているが、内蔵されていない機種では **外部バッテリー** を準備しておくことが望ましい。

要点振り返りチェック！

1 酸素療法の目的は、（ 組織の需要 ）に十分な（ 酸素を供給 ）することである。

2 DO_2 は動脈血酸素含量（ CaO_2 ）と心拍出量（ CO ）に依存する。

3 酸素療法の絶対的適応は $PaO_2 \leqq$（ 30 ）mmHg、相対的適応は $PaO_2 \leqq$（ 60 ）mmHg である。

4 酸素供給方法には（ 低流量システム ）と（ 高流量システム ）の2種類がある。

5 低流量システムの代表的なデバイスとして、（ 鼻カニューレ ）、（ フェイスマスク ）、（ リザーバーマスク ）がある。

6 リザーバーマスクには（ 部分的再呼吸マスク ）と（ 非再呼吸マスク ）がある。

7 高流量システムのデバイスとして、（ ベンチュリーマスク ）、インスピロンネブライザー、アクアサームネブライザー、（ ハイフローセラピー ）などがある。

8 ハイフローセラピーの主な効果は、①（ 100%まで正確に供給 ）、②（ 解剖学的死腔の洗い流し ）、③（ 呼吸サイクルによる気道陽圧 ）、④（ 最適な加温加湿 ）である。

9 CO_2 蓄積を伴う慢性 II 型呼吸不全では（ 低濃度 ）の酸素投与から開始する。

10 鼻カニューレでは（ 3 ）L/分以上の投与では（ 加湿 ）が必要となる。

11 高濃度酸素吸入の副作用には（ 酸素中毒 ）、（ CO_2 ナルコーシス ）、（ 吸収性無気肺 ）などがある。

12 急性呼吸不全では PaO_2（ 80 ）mmHg を維持することが目標である。

13 慢性 II 型呼吸不全では SpO_2（ 88〜92 ）%を維持することが目標である。

14 HBO の目的は、①（ 動脈血酸素分圧 ）増加、②（ 動脈血中溶解酸素量 ）増加、③（ ガス洗い出し ）効果、④体内（ ガス圧縮 ）、⑤（ 酸素毒性 ）の応用の5つである。

⑮ HBO の副作用として圧外傷があり、耳管閉塞による鼓膜損傷（　中耳スクイズ　）や、副鼻腔の閉塞によって前額部に激痛（　副鼻腔スクイズ　）が生じる。減圧時に呼吸停止すると肺内ガスが膨張して（　気胸　）を起こす危険性がある。

⑯ HBO の副作用として酸素中毒があり、口唇のぴくつき、（　めまい　）、手足の震え、（　痙攣　）、（　意識障害　）などの症状が生じる。

⑰ 高度慢性呼吸不全における HOT 適応基準は、安静時空気吸入下での PaO_2 が（　55　）mmHg に満たない者、あるいは PaO_2 が（　60　）mmHg 以下で、（　睡眠時　）または（　運動負荷時　）に著しい低酸素血症をきたす場合である。

⑱ 慢性心不全における HOT 適応基準は、（　NYHA Ⅲ　）以上であり、睡眠ポリグラフィーで AHI が（　20　）以上で（　チェーンストークス呼吸　）が見られる場合である。

⑲ HOT の効果として、①（　肺高血圧症　）の改善、②（　二次性多血症　）の改善、③（　運動能力　）の向上、④（　精神神経症状　）の改善、⑤（　死亡率　）の低下、⑥入院期間および入院回数の（　減少　）、⑦（　家庭　）復帰がある。

⑳ 在宅 NPPV 患者の基礎疾患で最も多いのは（　COPD　）である。

㉑ 在宅 TPPV 患者の基礎疾患で最も多いのは（　神経筋疾患　）である。

㉒ HMV で TPPV が選択されるケースとして、（　誤嚥　）がある場合、（　気道分泌物　）の（　自己喀出　）が困難な場合、NPPV で高二酸化炭素血症を伴う（　呼吸性アシドーシス　）あるいは（　低酸素血症　）が改善しない場合である。

引用・参考文献

1)　3学会合同呼吸療法認定士認定委員会 テキスト編集委員会編. 第 27 回 3 学会合同呼吸療法認定士認定講習会テキスト. 2022.
2)　西信一監修. 毎日使えて基礎が身につく！2022-2023 呼吸療法認定士 "合格チャレンジ"100 日ドリル（みんなの呼吸器 Respica 別冊）. 大阪, メディカ出版, 2022, 232p.

（小西泰央）

7　NPPV が適応となる病態・疾患

NPPV の定義と効果 [1]

- NPPV とは、上気道から陽圧を用いて換気を行う方法である。
- 気管挿管による人工呼吸と比べて NPPV は気管チューブの違和感や疼痛などがない
  ため、鎮静・鎮痛薬の使用が抑えられ、人工呼吸器関連肺炎を起こしにくいという
  利点がある。
- NPPV と CPAP を含む意味で NIV という言葉が使用されることがあるが、NIV に
  は陰圧式人工呼吸療法も含まれている。
- 通常、CPAP は睡眠時無呼吸症候群の治療を目的に導入されるもので、換気補助は
  期待できず、効果として酸素化の改善などが挙げられる。NPPV ガイドラインでは、
  NPPV は CPAP を含む意味で使用されている [1]。
- NPPV の効果として、換気補助による（夜間の REM 睡眠関連低換気などによる）
  高二酸化炭素血症の改善、低酸素血症の改善などが考えられる。

  NPPV；non-invasive positive pressure ventilation（非侵襲的陽圧換気）

  CPAP；continuous positive airway pressure（持続気道陽圧療法）

  NIV；non-invasive ventilation（非侵襲的換気）

NPPV の使用が推奨される疾患

● 急性呼吸不全

- COPD 急性増悪、急性心原性肺水腫、免疫不全などでは、NPPV の有効性が確認さ
  れ使用が推奨されている。
- **保険適用：P/F ratio が 300 以下**または **$PaCO_2$ が 45mmHg 以上**の急性呼吸不全の
  場合に限り、人工呼吸に準じて算定することが可能。

● 慢性呼吸不全

- 慢性低換気症候群、慢性期 COPD に対する NPPV が推奨されている。
- 保険適用：病状が安定し、在宅での人工呼吸療法を行うことが適当と医師が認めた
  者。**睡眠時無呼吸症候群の患者は対象とならない。**

NPPV の適応

- 表の疾患に加え、侵襲的人工呼吸器の適応までには至らないが、機械のサポートが必要であるといった状態がある。

NPPV の適応
・中等度〜重度の呼吸不全
・頻呼吸
・呼吸筋の疲労または呼吸仕事量の増加
・呼吸性アシドーシス
・PaCO$_2$ 上昇（PaCO$_2$ > 45mmHg）

NPPV の禁忌

- 原則として NPPV は自発呼吸がある患者が適応であり呼吸停止または心停止などでは適応できない。
- 循環動態や呼吸状態が安定しない場合にも使用を避ける必要があり、その場合は気管挿管による人工呼吸器管理が必要となる。

NPPV の禁忌
・呼吸停止または心停止
・呼吸状態や血行動態が不安定
・気道分泌物が多いなど気道確保が必要な場合
・患者の協力が得られない場合
・頭部や顔面に熱傷や外傷がある場合
・ドレナージされていない気胸がある場合
・上気道や上部消化管の手術後

● NPPV の利点と欠点

NPPV の利点	NPPV の欠点
・導入が容易で簡便	・患者の協力が不可欠
・会話が可能	・気道と食道が分離できない
・食事摂取が可能	・気管吸引が困難
・気管挿管に伴う危険性が回避可能	・マスクの不適合、マスクによる障害
・状況に応じていつでも中断可能	・高い気道内圧を確保するのが困難
・体位変換が容易（沈下性肺炎のリスク）を減少	・医療スタッフの熟練と慣れが必要

（文献 3 より改変）

Check Point! 👀

- ☑ NPPV が適応となった場合でも、30 分〜1 時間経過後も改善が見られなければ、ためらわずに**気管挿管へ移行する判断**が必要である。気管挿管へのタイミングを遅らせないことが重要です。

- ☑ **意識障害**がある患者でも、NPPV 治療により意識レベルが回復する可能性がある場合は適応となることがある。
  ➡ COPD 増悪による CO$_2$ ナルコーシスなど、治療効果のエビデンスが確定しているため。

急性呼吸不全への適応

COPD 急性増悪 （エビデンスレベル I、推奨度 A）

- **COPD の増悪とは**：呼吸困難感や咳嗽・喀痰の増加などにより、追加の治療を必要とする状態と定義されている。
- **COPD 急性増悪に対して期待される NPPV の効果**
- **PEEP/EPAP** により虚脱肺が再拡張し、末梢気道の閉塞を改善して息を吐き出しやすくする。
  ➡ ①コンプライアンスの改善、②拡散障害の改善つまり酸素化の改善。
- **PS の設定**により吸気補助を行い、換気効率を高めることで呼吸仕事量が軽減する。
  ➡ ③換気量が増える、④呼吸が楽になるといったメリットがある。

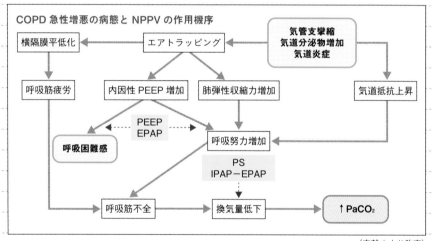

（文献 1 より改変）

心原性肺水腫 （エビデンスレベル I、推奨度 A）

- **心原性肺水腫とは**：肺胞への水分の漏出、肺コンプライアンスの低下、気道抵抗の上昇が起こり、呼吸不全を呈するとされている。
- **心原性肺水腫に対して期待される NPPV の効果**
- 循環への作用として、胸腔内圧を上昇させ静脈還流を減少させることで前負荷の軽減や左室を収縮するだけの抵抗が減少するため、後負荷の軽減にもつながる。

第5部　酸素療法・NPPV

- 呼吸への作用として、CPAP により虚脱肺の再拡張によるコンプライアンスの改善や機能的残気量を増やして酸素化を改善する。酸素化が改善することで、呼吸仕事量が軽減する。

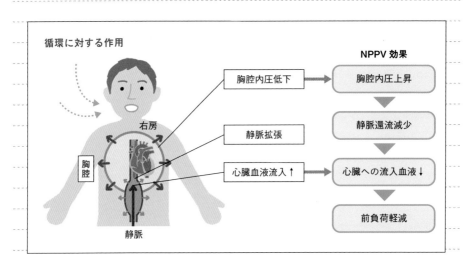

慢性呼吸不全への適応

COPD 慢性期

● COPD 慢性期における長期 NPPV 導入基準

1 あるいは 2 に示すような自・他覚症状があり、3 の①〜③いずれかを満たす場合	
1	呼吸困難感、起床時の頭痛・頭重感、過度の眠気などの自覚症状がある
2	体重増加・頸静脈の怒張・下肢の浮腫などの肺性心の徴候
3	① $PaCO_2 \geqq 55mmHg$ ② $PaCO_2 < 55mmHg$ であるが、夜間の低換気による低酸素血症を認める症例 ③ 安定期の $PaCO_2 < 55mmHg$ であるが、高二酸化炭素血症を伴う急性増悪入院を繰り返す症例

（文献 1 より改変）

肥満低換気症候群 （エビデンスレベル I、推奨度 C）

- 治療の第一選択として CPAP が処方される。
- 肥満低換気症候群 （CPAP）：エビデンスレベル III、推奨度 B
- 肥満低換気症候群 （bilevel）：エビデンスレベル III、推奨度 C

神経筋疾患

- デュシェンヌ型筋ジストロフィー（DMD）や筋萎縮性側索硬化症（ALS）などの神

  経筋疾患：エビデンスレベルⅡ、推奨度 B

- 小児（神経筋疾患）：エビデンスレベルⅣ、推奨度 C

- 小児（神経筋疾患以外）：エビデンスレベルⅤ、推奨度 C

● 肥満低換気症候群の診断基準

診断の基準：①～④すべてを満たす場合
①高度の肥満（BMI $\geq$ 30kg/m^2）
②日中における高度の傾眠
③慢性の高二酸化炭素血症 （PaCO$_2$ $\geq$ 45mmHg）
④睡眠呼吸障害の重症度が重症以上 ・AHI $\geq$ 30 ・SaO$_2$ 最低値$\leq$ 75% ・SaO$_2$ < 90%の時間が 45 分以上また 　は全睡眠時間の 10%以上 ・SaO$_2$ < 80%の時間が 10 分以上 　などを目安に総合的に判断する

（文献 1 より改変）

● 神経筋疾患の NPPV の適応

睡眠時の NPPV の適応
・慢性肺胞低換気（肺活量が 60%以下の場合はハイリスク） ・昼間に酸素飽和度低下（94%以下）または高二酸化炭素血症（45mmHg 以上） ・睡眠時 SpO$_2$ モニターで AHI が 10/ 時間 以上、SpO$_2$ が 92%未満になることが 4 回以上か、全睡眠時間の 4%以上

睡眠時に加えて覚醒時の NPPV の適応
・呼吸困難に起因する嚥下困難 ・ひと息に長い文章を話せない ・慢性肺胞低換気症状を認め、昼間に酸素飽和度低下（94%以下）または高二酸化炭素血症（45mmHg 以上）

（文献 1 より改変）

第 5 部　酸素療法・NPPV

NPPV 成功のポイント

- NPPV では意思疎通が行えるため、患者の訴えを傍らで聴き不安を取り除いていくことが大切。**ストレス軽減も大事！**

- NPPV の成功のコツは、患者の理解と実感、良好なマスクフィッティング、そして病態に合わせた設定である。患者側の要因をアセスメントして介入する。

  ➡ **「呼吸困難感が軽減した！」という実感も NPPV を成功させる上でとても重要。**

- NPPV 中に不穏やせん妄から NPPV 治療の失敗に至るケースもあり、必要時軽度の鎮静をかけることにより NPPV を行う可能性も検討されている。

  ※鎮静を行う際はほかの要因を除去した上で、設定状況など NPPV 調整後も苦痛が強い場合など鎮静以外での対処法がないことや、しっかりとモニタリングができる環境下で行うことが重要であり、熟練した医療スタッフがいる施設での使用が勧められている。

NPPV の合併症

● NPPV マスク関連

- マスクのサイズが合わないことや圧迫による不快感、素材のにおいなどがある。
- マスク装着による皮膚損傷では、固定がきつすぎることや同一部位への圧迫などがある。
- ポイント：皮膚保護材は不必要に貼らないようにする。良かれと思って貼った皮膚保護材がリークの原因となることや、MDRPU（医療関連機器圧迫創傷）の発見の遅れるにもつながるため、適切な場所に適切に使用する。

● リーク

- リーク量の明確な定義はなく、**40L/分以下**に抑えることが理想とされている。
- リーク量はある程度許容されるため、リーク量を減らすためにベルトをきつく締めすぎたりせず、患者側の要因（マスクのサイズは合っているか、義歯はあるのか、胃管があることでリークが生じていないかなど）を考えて調整することが重要である。
- ポイント：NPPV マスクを装着する際は、**マスクフィットとベルトの調整を2人で行うこと**が望ましい。マスクの選択も重要であり、各施設にどのようなマスクがあるか確認し、多職種で検討していくことが求められる。

● 陽圧換気によるもの

- 高流量ガスが送気されるため、**上気道乾燥**による疼痛や**眼球**の乾燥、**腹部膨満感**や**嘔吐**などがある。
  - ➡ 対策①：適度な加湿（マスク内に結露がある、患者の口腔内の状況など）となるよう加温加湿器の調整を行う。
  - ➡ 対策②：保湿剤を選択する場合は、種類によっては高流量ガスで固まってしまうこともあるため、用途を守って使用する。
- 気道確保を行わないため、高流量ガスが食道に送気されると**呑気**や**誤嚥**のリスクもある。
  - ➡ **NPPV 使用中の経口摂取は可能だが、呼吸状態の悪化や誤嚥のリスクがあることに注意して観察することが大切である。**

8 NPPVの設定項目・モード

設定項目と換気様式

- NPPVの換気補助動作には、**サポート換気**と**強制換気**の2種類がある。どちらも吸気時にはIPAP、呼気時にはEPAPで設定した圧になる。

●設定項目

吸気圧（IPAP）	強制換気やサポート換気時の吸気時の圧
呼気圧（EPAP）	人工呼吸器におけるPEEPに相当する呼気時の圧
換気回数／バックアップ回数	換気回数：Tモードの強制換気の回数 バックアップ回数：S/TモードやPCVモードで自発呼吸が減少した時に入る強制換気の回数
酸素濃度	供給する酸素濃度
吸気トリガー	自発呼吸の始まりを見つける設定
呼気トリガー	サポート換気時の終了を決める項目
吸気時間	強制換気時の吸気時間設定
最大吸気時間	サポート換気が必要以上に延長しないよう強制的に終了する時間
最小吸気時間	サポート換気が必要以上に短縮した場合に継続してくれる時間
ライズタイム	気道内圧がEPAPからIPAPになるまでにかかる時間

第5部
酸素療法・NPPV

Check Point!

- ✓ **PS ＝ IPAP − EPAP**：IPAPとEPAPの差がサポート圧になる。
- ✓ **ライズタイムは空気の送られてくる速さ**であり、急性期はライズタイムを短く、落ち着いてきた頃に戻すなど、患者の吸いやすさを意識することや病態に合わせた設定変更が必要。

特殊な設定項目

- **C-Flex**（CPAP のみ）：吸気から呼気に切り替わる際に一時的に CPAP を少し下げることで呼気時の抵抗を軽減させ息を吐きやすくする。

> 圧の変化に注意が必要です。

- **ランプタイム**（CPAP、S/T モードで使用可）：装着直後は低い IPAP から開始し、設定した時間をかけて徐々に設定 IPAP や CPAP（EPAP）に到達するように慣らしていく設定。

  ➡設定された圧に到達するまでに時間を要すため、治療に時間がかかるといったデメリットがある。

基本のモード

- **CPAP モード**
- 気道内圧を常に一定に保つことを目的としたモード。あくまで患者自身の呼吸が必要である。
- サポート換気や強制換気は一切行わない。

- **S（spontaneous）モード**
- 自発呼吸に同期して**サポート換気**のみを行うモード。強制換気を行わないため自発呼吸がなければ換気補助を行わない。
- 自発呼吸が安定していることが条件。

- **T（timed）モード**
- 設定した換気回数で**強制換気**を行うモード。自発呼吸にはあえて同期しない。

- **S/T モード**
- S モードと T モードの特徴を併せ持ったモード。
- 自発呼吸があれば同期してサポート換気を、自発呼吸が感知できない場合はタイムサイクル経過後に強制換気を行う。

- **PCV モード**
- すべての換気が強制換気となるモード。
- 自発呼吸があれば同期して強制換気を行い、自発呼吸がなければタイムサイクル経過後に強制換気を行う。

- **AVAPS モード**（V60 に搭載）
- 自動的に IPAP を変動させながら、設定した一回換気量を補償する。

● 各モードの動作と気道内圧波形

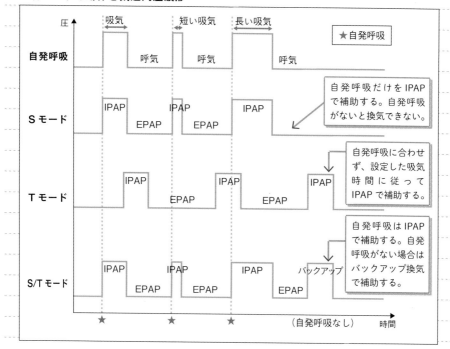

（文献4より改変）

要点振り返りチェック！

1 ▶ NPPV とは、原則として（　自発呼吸　）がある患者が適応である。

2 ▶ NPPV の効果は（　酸素化の改善　）、（　換気補助　）、（　呼吸仕事量の軽減　）である。

3 ▶ PEEP の循環に対する効果として、（　前負荷　）と（　後負荷　）の軽減がある。

4 ▶ NPPV のエビデンスが高い疾患として（　COPD 急性増悪　）と（　急性心原性肺水腫　）、免疫不全などがある。慢性呼吸不全では、（　肥満低換気症候群　）に対する CPAP が推奨されている。

5 ▶ NPPV では高い圧のことを（　IPAP　）、低い圧のことを（　EPAP　）と呼ぶ。

6 ▶ COPD 急性増悪に対する NPPV では、（　S/T　）モードで高 CO_2 血症改善や呼吸仕事量の軽減を図る。

7 ▶ 心原性肺水腫に対する NPPV では、（　CPAP　）モードで機能的残気量を増加させて酸素化の改善を図り、前負荷・後負荷の軽減により心機能改善を図る。

8 ▶ NPPV 効果判定として大事なポイントは、（　呼吸状態の改善　）である。

9 ▶ NPPV 禁忌は（　気胸　）や上気道・上部消化管の手術後、（　呼吸停止または心停止　）である。

10 ▶ 急性呼吸不全に対して NPPV は、PaO_2/F_IO_2 が（　300　）mmHg 以下または $PaCO_2$（　45　）mmHg 以上の急性呼吸不全の場合に限り人工呼吸器に準じて算定することが可能となっている。

11 ▶ 慢性呼吸不全に対する在宅 NPPV の保険適用の対象となる患者は、（　病状が安定　）し、在宅での人工呼吸療法を行うことが適当と（　医師が認めた者　）とする。

第5部

酸素療法・NPPV

引用・参考文献

1) 日本呼吸器学会 NPPV ガイドライン作成委員会編. NPPV（非侵襲的陽圧換気療法）ガイドライン. 改訂第2版. 東京, 日本呼吸器学会, 2015, 157p.

2) 田中竜馬. Dr. 竜馬の病態で考える人工呼吸管理：人工呼吸器設定の根拠を病態から理解し、ケーススタディで実践力をアップ！. 東京, 羊土社, 2014, 380p.

3) 石原英樹. "急性期・慢性期における非侵襲的な呼吸管理とは". 医師・ナースのための NPPV まるごと事典（みんなの呼吸器 Respica 2019 年夏季増刊）. 大阪, メディカ出版, 2019, 10-8.

4) 小山昌利. "NPPV で使用するモードと設定は？". 新・人工呼吸ケアのすべてがわかる本. 道又元裕 編. 東京, 照林社, 2014, 84-6.

5) 3 学会合同呼吸療法認定士認定委員会 テキスト編集委員会編. 第 26 回 3 学会合同呼吸療法認定士認定講習会テキスト. 2021.

（久保田由紀子）

第6部

薬物療法

1　気管支拡張薬

- 気管支拡張薬は、気道平滑筋を拡張させ気管支攣縮を改善させる薬剤の総称。

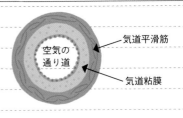

気道平滑筋
気道粘膜
空気の通り道

- 作用機序によって、以下の3種類に分類される。

| β_2 刺激薬 | 抗コリン薬 | テオフィリン |

β_2 刺激薬

β_2 刺激薬は最も強力な気管支拡張薬。

β_2 刺激薬 → β_2 受容体活性化

→ 気道平滑筋細胞内の cyclic AMP 濃度上昇 → 気道平滑筋細胞が弛緩

● 主な β_2 刺激薬の特徴

	主な薬剤（単剤／配合薬）	特徴
第一世代	アドレナリン（ボスミン®） イソプレナリン（プロタノール®）	・α 受容体の刺激作用も強い ・β 受容体の選択性に乏しく、作用時間は短い
第二世代	サルブタモール（サルタノール、ベネトリン）	・第一世代より、β_2 受容体選択性が強く、作用時間は 4〜5 時間程度にやや延長
第三世代	サルメテロール（セレベント） ツロブテロール（ホクナリン®） ホルモテロール（オーキシス®） インダカテロール（オンブレス®） ビランテロール（レルベア） オロダテロール（スピオルト®）	・第一、二世代より作用時間が長時間 ・投与回数は 1 日 1〜2 回であるため、服薬コンプライアンスは向上

吸入、経口、経静脈、皮下、貼付などさまざまな投与方法がある。

> それぞれの特徴や作用を理解し、副作用を観察することが重要！

吸入薬の特徴

- 少ない投与量で最大限の気道拡張効果を得ることができる。
- 全身への薬剤移行作用は低く、副作用を最小限にできる。

貼付薬の特徴

- 吸入できない患者に使用できる。
- 動悸、振戦、貼付部位の皮膚障害などの副作用が起きる。

Check Point!👀

☑ 長時間作用性β_2刺激薬（**LABA**）（吸入薬）は、作用時間の長さから慢性閉塞性肺疾患（COPD）の長期管理薬として使用され、長時間作用性抗コリン薬（**LAMA**）（吸入薬）とともに第一選択薬とされている。

☑ 気管支喘息の治療ステップ1では、短時間作用性β_2刺激薬（**SABA**）、治療ステップ2以上では、LABAの使用が推奨されている。

※ β_2刺激薬の単独使用では喘息死リスクが高まるため、喘息患者にはSABA、LABAと吸入ステロイド薬（ICS）との併用が必須である。ICSは、吸入β_2刺激薬連用による気道のβ_2受容体の減少を抑制する効果がある。

➡これらの理由からICS/LABA配合薬、ICS/LABA/LAMA配合薬が使用されている。

第6部 薬物療法

抗コリン薬

● 気道平滑筋の収縮の機序

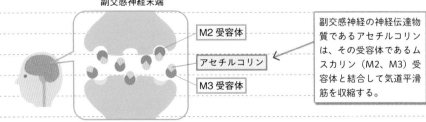

副交感神経末端

M2 受容体

アセチルコリン

M3 受容体

気道平滑筋細胞

副交感神経の神経伝達物質であるアセチルコリンは、その受容体であるムスカリン（M2、M3）受容体と結合して気道平滑筋を収縮する。

● 抗コリン薬の特徴

抗コリン薬は、ムスカリン受容体と結合して、アセチルコリンを阻害し、気道平滑筋を弛緩させる。

	主な薬剤	特徴
短時間作用性抗コリン薬 (SAMA)	イプラトロピウム臭化物 (アトロベント®)	・M2 受容体に親和性を持つ
長時間作用性抗コリン薬 (LAMA)	チオトロピウム臭化物 (スピリーバ®) グリコピロニウム臭化物 (シーブリ®)	・M3 受容体との親和性が高い ・より強力で、より長時間の気道平滑筋弛緩作用を持つ ・口腔内の刺激、乾燥や味覚障害などの副作用がある ・閉塞隅角緑内障の患者には使用禁忌 ・気道収縮を起こすことがあるため、吸入後の症状観察は必要

Check Point!

- ☑ LAMA は、COPD 患者の一秒量・自覚症状の改善、急性増悪抑制などの作用がある。
  ➡ そのため、COPD の軽症～重症までの治療の第一選択薬である。

- ☑ 気管支喘息では、治療ステップ 2 以上の長期管理薬として、使用が推奨されている。

テオフィリン

気管支拡張作用（気道平滑筋の弛緩）を有する薬剤で、β_2 刺激薬と同様に気管支喘息や COPD の治療に用いられる。

● テオフィリンの他の作用

横隔膜の収縮力増強、中枢神経興奮作用、強心作用・利尿作用

⬇

慢性呼吸不全の呼吸筋疲労や、中枢性睡眠時無呼吸症候群、うっ血性心不全などの病態改善に有用

● テオフィリンの副作用

・血中濃度が上昇すると、悪心、嘔吐、動悸、頻脈、不整脈、痙攣、意識障害などの重篤な副作用が起こる。

・目標血中濃度は、気管支喘息で 5～15 μg/mL である。 ← 定期的な採血により血中濃度を確認しましょう！

2 　副腎皮質ステロイド

適応と使用方法

抗炎症作用と免疫抑制作用がある。投与が長期になる場合は、薬剤中止によって起きる反跳現象や離脱現象に注意が必要である。

●適応疾患

- 気管支喘息（有効性が確立された呼吸器疾患）
- COPD
- アレルギー性肺疾患（アレルギー性気管支肺アスペルギルス症、過敏性肺臓炎、好酸球性肺炎、好酸球性胸水）
- ANCA 関連血管炎（多発血管炎性肉芽腫症、好酸球性多発血管炎性肉芽腫症など）
- 膠原病肺

- サルコイドーシス
- 特発性間質性肺炎
- 薬剤性肺障害
- 放射線肺炎
- ARDS
- 感染症（ニューモシスチス肺炎、結核性胸膜炎）

ANCA：抗好中球細胞質抗体

●副作用

- 感染症の誘発、増悪
  →感染症の発生頻度は薬剤の投与量に相関する
- 骨粗鬆症
- 動脈硬化、脂質異常症
- 糖尿病の増悪、耐糖能低下
- 副腎皮質機能抑制、ステロイド離脱症候群
- 消化性潰瘍、消化管出血
- 精神障害、不眠、食欲亢進

> 長期間の投与では、日和見感染に注意が必要！健常人での発症は低いが、長期間副腎皮質ステロイド投与患者では、治療抵抗性で重症化し、死亡率も高い！

※まれにアナフィラキシーショックなどの過敏症や、気管支喘息発作の誘発作用がある。
※アスピリン喘息患者に対する、コハク酸エステル製剤（水溶性プレドニゾロン、メチルプレドニゾロンコハク酸、ヒドロコルチゾンコハク酸）の使用には十分注意が必要である。

第6部 薬物療法

Check Point!

- ☑ 吸入ステロイド（ICS）は、喘息の長期管理薬の中心的薬剤と位置付けられる。COPD に対する効果は限られている。
- ☑ **ICS の副作用**：口腔・食道カンジダ症、嗄声、舌肥大など、局所性副作用がある。
  ➡吸入デバイスの変更、うがいの励行などの予防策が必要！

3　抗アレルギー薬

アレルギー反応による化学伝達物質の生成や、遊離の抑制、あるいはその作用に拮抗する薬剤。

ロイコトリエン受容体拮抗薬（LTRA）

- ロイコトリエンは、ヒスタミンの 1,000〜10,000 倍の強力な気道平滑筋収縮作用がある。LTRA は、ロイコトリエン受容体である $CysLT_1$（気道平滑筋に存在）に対する拮抗薬である。➡気管支収縮を抑制し抗炎症作用を発揮。

Check Point!

- ☑ 他の抗アレルギー薬と比べて効果発現までの時間が短い。➡投与数時間で症状改善を認める。
- ☑ 軽症〜中等症の成人気管支喘息患者の 60〜80％に効果あり。
- ☑ ICS 併用により、ICS や β_2 刺激薬の投与量減量の効果あり。

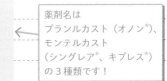

薬剤名は
プランルカスト（オノン®）、
モンテルカスト
（シングレア®、キプレス®）
の 3 種類です！

メディエーター遊離抑制薬

- 即時性アレルギー反応では肥満細胞から IgE 依存性にメディエーターが遊離されるが、それを抑制する薬剤である。
- クロモグリク酸ナトリウム（インタール®）は、**喘息患者**に対して**吸入薬**として使用されている。

ヒスタミン H_1 拮抗薬

- 局所に遊離されたヒスタミンには毛細血管拡張や気道平滑筋収縮作用があるが、この作用を阻害する薬剤である。抗ヒスタミン薬とも呼ばれる。

- 薬剤効果の発現には、4～6週の投与期間が必要。
- 咳喘息では2週間程度で効果があることが多い。
- 第一世代では、眠気や集中力低下など中枢神経抑制効果が見られるが、第二世代では中枢神経に及ぼす影響が少ない。

- 薬剤としては、オロパタジン塩酸塩（アレロック®）、フェキソフェナジン塩酸塩（アレグラ®）、エピナスチン塩酸塩（アレジオン®）がある。

トロンボキサン A₂（TXA₂）ブロッカー

- TXA_2 が引き起こす気道平滑筋収縮作用、血管収縮作用、血管透過性亢進や気道分泌物亢進作用を阻害する。

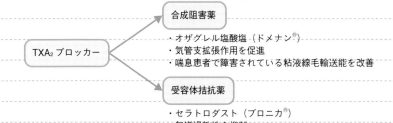

TXA₂ ブロッカー

合成阻害薬
- オザグレル塩酸塩（ドメナン®）
- 気管支拡張作用を促進
- 喘息患者で障害されている粘液線毛輸送能を改善

受容体拮抗薬
- セラトロダスト（ブロニカ®）
- 気道過敏性を抑制
- 軽症～中等症の喘息患者で、2～4週間の投与により有効率は約40%前後
- 副作用として、肝機能障害が見られ、血小板凝集能抑制薬との併用は注意

Th2 サイトカイン阻害薬

- IgE 抗体産生や好酸球の組織への浸潤を抑制する。
- 薬剤名はスプラタストトシル酸（アイピーディ®）。
- 喘息患者において、アイピーディ®は吸入ステロイドの減量に伴う症状の増悪を抑制する。

第6部

薬物療法

4　生物学的製剤

●生物学的製剤の種類と特徴

	薬剤	特徴
抗 IgE 抗体製剤	オマリズマブ（ゾレア®）	• 通年性吸入抗原に感作された重症持続型の気管支喘息患者が治療対象 • 気管支喘息の増悪予防や症状スコアの改善、ステロイド薬の減量効果がある
抗 IL-5 抗体製剤	メポリズマブ（ヌーカラ）	• 経口ステロイド薬が必要な重症気管支喘息患者に適応となる • 慢性好酸球性肺炎や好酸球性中耳炎など、病態に好酸球の関与する疾患に対しても有効
抗 IL-5 受容体抗体製剤	ベンラリズマブ（ファセンラ®）	• IL-5 による好酸球の活性化の抑制と好酸球除去により、好酸球性気道炎症を抑制
抗 IL-4/IL-13 受容体抗体製剤	デュピルマブ（デュピクセント®）	• 中〜重症難治性の気管支喘息とアトピー性皮膚炎に適応 • 気管支喘息では、喘息増悪の減少、全身性ステロイド薬の減量、自覚症状の改善、呼吸機能の改善、呼気一酸化窒素の低下などの効果がある • 在宅自己注射が認められている

●喘息治療ステップ

		ステップ 1	ステップ 2	ステップ 3	ステップ 4
長期治療薬	基本治療	ICS（低用量）	ICS（低〜中用量）	ICS（中〜高用量）	ICS（高用量）
		上記が使用できない場合、下記のいずれかを用いる	上記で不十分な場合に下記のいずれか1剤を併用	上記に下記のいずれか1剤、あるいは複数を併用	上記に下記の複数を併用
		LTRA テオフィリン徐放製剤 ※症状が稀なら必要なし	LABA（配合剤使用可） LAMA LTRA テオフィリン徐放製剤	LABA（配合剤使用可） LAMA（配合剤使用可） LTRA テオフィリン徐放製剤 抗 IL-4R α抗体	LABA（配合剤使用可） LAMA（配合剤使用可） LTRA テオフィリン徐放製剤 抗 IgE 抗体 抗 IL-5 抗体 抗 IL-5R α抗体 抗 IL-4R α抗体 経口ステロイド薬 気管支熱形成術
	追加治療	アレルゲン免疫療法 （LTRA 以外の抗アレルギー薬）			
増悪治療		SABA	SABA	SABA	SABA

日本アレルギー学会 喘息ガイドライン専門部会監修. 喘息予防・管理ガイドライン 2021. 東京, 日本アレルギー学会, 2021, 109. より転載

● 安定期 COPD の重症度に応じた管理

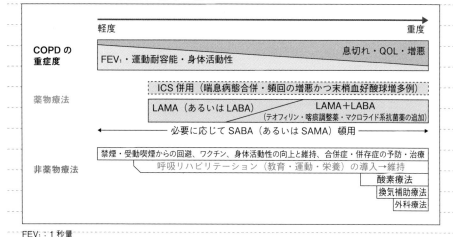

FEV₁：1秒量

（文献2より転載）

5　鎮咳および去痰薬

鎮咳薬

● 咳嗽反射の機序

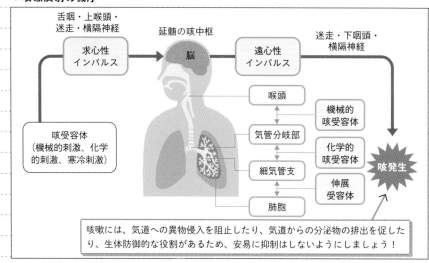

● **鎮咳薬の適応と分類**

適応となる疾患	• マイコプラズマ肺炎などの乾性咳嗽をきたす疾患 • 胸膜炎や自然気胸（咳嗽に伴う疼痛を軽減）
喀痰の排出を 優先する疾患	• 気管支拡張症や慢性気管支炎など喀痰量の多い疾患では、抗菌療法や去痰薬による排痰を優先させる

中枢性鎮咳薬　➡咳中枢を抑制する。

麻薬性鎮咳薬と非麻薬性鎮咳薬に分けられる。

①麻薬性鎮咳薬

- 鎮咳作用が強く、肺がん、肋骨骨折、胸膜炎、自然気胸などで適応になる。
- 非麻薬性鎮咳薬が無効の場合に使用する。

②非麻薬性鎮咳薬

以下の３つに分類される。

- 鎮咳作用を持つもの（かぜ症候群、急性気管支炎などに用いられる）。
- 鎮咳作用と去痰作用を持つもの（肺炎、慢性気管支炎、気管支拡張症など気道分泌が亢進する疾患に用いられる）。
- 鎮咳作用と呼吸刺激作用を持つもの（かぜ症候群、肺がん、肺結核、間質性肺炎などで乾性咳嗽が主体の場合に用いられる）。

末梢性鎮咳薬　➡気道に作用して攣縮を抑制する。

- 気管支に直接作用して気道平滑筋を弛緩させる気管支拡張薬と、気道分泌をコントロールする去痰薬に分類される。
- 気管支喘息による咳には、中枢性鎮咳薬は無効である。

去痰薬

- 去痰薬は、末梢性の鎮咳薬の一つと位置づけられる。気道粘液は、気道腔の恒常性維持と肺防御に重要な役割を果たしている。しかし、気道疾患においては、気道粘液の粘稠度が増し閉塞性気道障害の原因になる。

- 去痰効果は、

①粘液線毛輸送系を賦活化し、痰の喀出を促進する。

②ムチンの性状を変化させ、粘稠度を低下させる。

③ムチンの分泌を抑制する。

④肺サーファクタントの分泌を促進する。

● **去痰薬の種類**

種類		主な薬剤
気道分泌促進薬		ブロムヘキシン（ビソルボン®）、チペピジンヒベンズ酸塩（アスベリン）、エプラジノン塩酸塩（レスプレン®）
気道粘液溶解薬	システイン系薬剤	アセチルシステイン（ムコフィリン®）、L-エチルシステイン塩酸塩（チスタニン）
	蛋白分解酵素	プロナーゼ（エンピナース®）
	多糖類分解酵素	
気道粘液修復薬		L-カルボシステイン（ムコダイン®）、フドステイン（クリアナール®、スペリア®）
気道潤滑薬		アンブロキソール（ムコソルバン®）
界面活性薬		チロキサポール（アレベール®）

6 抗微生物薬

臨床で使用される抗微生物薬は、以下の4つに分けられる。

| 抗細菌薬（抗菌薬） | 抗結核薬 | 抗真菌薬 | 抗ウイルス薬 |

- 抗微生物薬の選択において、初期に必ず起因微生物を同定できるわけではないため、患者の年齢や性別、生活歴などのアセスメントから推定する。

> 必ず各種培養検査やグラム染色の検査を行い、結果から標的治療を行う必要あり!!

- また、微生物は解剖学的部位により臓器親和性を持つため、初期治療の選択に用いるとよい。

第6部
薬物療法

抗菌薬

● 抗菌薬と第一選択薬

病原微生物	第一選択薬
感受性 黄色ブドウ球菌	耐性黄色ブドウ球菌用ペニシリン、β - ラクタマーゼ阻害薬配合ペニシリン、第一、二世代セフェム、カルバペネム、ニューキノロン
メチシリン耐性黄色ブドウ球菌（MRSA）	バンコマイシン、テイコプラニン、アルベカシン（いずれも腎毒性強く、併用不可）、リネゾリド
肺炎球菌 連鎖球菌	広域ペニシリン、第二、三世代セフェム、新マクロライド ＊耐性菌には第三世代セフェム、カルバペネム
インフルエンザ菌 モラクセラ	広域ペニシリン、第二、三世代セフェム、カルバペネム、ニューキノロン
腸内細菌科	第三世代セフェム、カルバペネム、モノバクタム
緑膿菌	抗緑膿菌作用のペニシリン、セフェム、カルバペネム、モノバクタム、ニューキノロン
レジオネラ	マクロライド、ニューキノロン、リファンピシン
マイコプラズマ クラミジア	マクロライド、テトラサイクリン、ニューキノロン ＊マクロライド耐性マイコプラズマが増加

抗結核薬

結核菌と非結核性抗酸菌の治療に使用される薬剤。

① 肺結核

● 標準治療

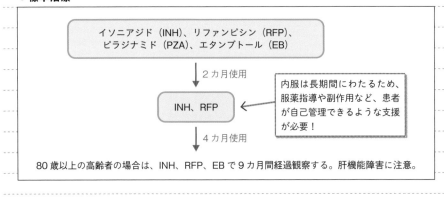

● 副作用

薬剤	主な副作用
INH	末梢神経障害、肝障害、胃腸障害
RFP	肝障害、消化管障害、過敏症 ←
ストレプトマイシン(SM)	難聴、腎障害
EB	視神経障害、発熱、発疹
PZA	肝障害、高尿酸血症、関節痛
カナマイシン（KM）	難聴、腎障害（尿量減少、むくみ、倦怠感）、発疹
パラアミノサリチル酸(PAS)	肝障害
サイクロセリン（CS）	精神・神経系障害（痙攣、めまい、錯乱、うつ症状）
リファブチン（RBT）	骨髄抑制、肝障害、消化器症状

便や尿の色が橙赤色に変化するため、患者への説明は必ず行いましょう。

②非結核性抗酸菌（NTM）症

基本治療として、マクロライド系抗生物質のクラリスロマイシン（CAM）、EB、RFPの多剤併用で初期治療を開始する。

抗真菌薬

病名	特徴	治療薬
肺アスペルギルス症	日常環境に広く存在する真菌	ポリエンマクロライド系（アムビゾーム®、ファンギゾン®など）アゾール系（フルコナゾールなど）
肺クリプトコッカス症	酵母様真菌で日常環境（空気、土壌、植物）に分布。動物の共通感染症で、イヌ、ネコなどがある	ポリエンマクロライド系、アゾール系
ニューモシスチス肺炎	HIV感染症や進行性がん患者などで見られる、代表的な日和見感染症である	ST配合薬の内服・点滴静注、ペンタミジン（ベナンバックス®）の点滴静注・吸入

第6部 薬物療法

抗ウイルス薬

病名	特徴	治療薬
インフルエンザ	発症48時間以内の投与により罹患期間の短縮や症状改善が期待できる	抗インフルエンザ薬 内服、点滴、吸入と種類があるので、患者の状況に合わせて使用！
サイトメガロウイルス肺炎（CMV）	世界中どこにでもいるウイルスで、通常不顕性感染状態であるが、免疫不全状態に感染し、再活性化する	ガンシクロビル ＊骨髄抑制や精子形成障害をきたすため新生児、妊婦へは投与禁忌 抗CMV高力価乾燥ペプシン処理ヒト免疫グロブリン

7　特発性肺線維症（IPF）治療薬

抗線維化薬

ピルフェニドン（ピレスパ®）、ニンテダニブ（オフェブ®）がある。

%FVC（努力肺活量）50〜80％、%D_{LCO}（肺拡散能）35％以上の呼吸機能の低下が見られる軽度のIPFが適応となる。

● 副作用

- ピルフェニドン➡光毒性、消化器症状、肝機能障害、眠気、めまい
- ニンテダニブ➡重度の下痢などの消化器症状、肝機能障害、間質性肺炎、血栓塞栓症

要点振り返りチェック！

1 気管支拡張薬は、（　β₂刺激薬　）、（　テオフィリン　）、（　抗コリン薬　）の3種類に分類される。

2 長時間作用性β₂刺激薬（LABA）は、（　COPD　）の長期管理薬として位置づけられる。（　長時間作用性抗コリン薬（LAMA）　）とともに第一選択薬とされる。

3 喘息患者には（　短時間作用性β₂刺激薬（SABA）　）、（　LABA　）と（　吸入ステロイド薬（ICS）　）の併用が必須である。

4 M2受容体に親和性を持つ薬剤は、（　短時間作用性抗コリン薬（SAMA）　）、M3受容体に親和性をもつ薬剤は（　LAMA　）である。

5 テオフィリンは（　気管支喘息　）や（　COPD　）の治療に用いられる。

6 テオフィリンには気管支拡張作用の他に、（　慢性呼吸不全の呼吸筋疲労　）、（　中枢性睡眠時無呼吸症候群　）、（　うっ血性心不全　）などの病態改善に有用な作用がある。

7 副腎皮質ステロイドには（　抗炎症　）作用と（　免疫抑制　）作用がある。

8 副腎皮質ステロイドの長期間投与では（　日和見　）感染に注意が必要である。

9 吸入ステロイド薬（ICS）の副作用には、（　口腔内・食道カンジダ症　）、（　嗄声　）、（　舌肥大　）がある。

10 ICSは、（　喘息　）の長期管理薬の中心的薬剤と位置づけられる。

11 ロイコトリエン受容体拮抗薬は、（　CysLT₁（気道平滑筋に存在）　）に対する拮抗薬である。

12 ヒスタミンH₁拮抗薬は、（　毛細血管拡張　）や（　気道平滑筋収縮　）の阻害作用がある。

13 トロンボキサンA₂（TXA₂）ブロッカーは、（　気道平滑筋収縮　）作用、（　血管収縮　）作用、（　血管透過性　）亢進や（　気道分泌物　）亢進作用を阻害する。

第6部　薬物療法

⑭ 抗 IL-4/IL-13 受容体抗体製剤は、気管支喘息では、（　喘息増悪　）の減少、（　全身性ステロイド　）の減量などの効果がある。

⑮ 鎮咳薬は、（　乾性　）咳嗽をきたす疾患、胸膜炎や自然気胸が適応である。

⑯ 鎮咳薬は、咳中枢を抑制する（　中枢性鎮咳薬　）と、気道に作用して攣縮を抑制する（　末梢性鎮咳薬　）に分類される。

⑰ 去痰薬は、（　気道分泌促進薬　）、（　気道粘液溶解薬　）、（　気道粘液修復薬　）、（　気道潤滑薬　）、（　界面活性薬　）に分類される。

⑱ 抗微生物薬は、（　抗細菌（抗菌）薬　）、（　抗結核薬　）、（　抗真菌薬　）、（　抗ウイルス薬　）の4つに分類される。

⑲ 肺結核の標準治療は、（　イソニアジド　）、（　リファンピシン　）、（　ピラジナミド　）、（　エタンブトール　）を2カ月間使用し、その後（　イソニアジド　）、（　リファンピシン　）を4カ月間使用する。

⑳ 非結核性抗酸菌（NTM）症の基本治療として、（　クラリスロマイシン　）、（　エタンブトール　）、（　リファンピシン　）の多剤併用で初期治療を開始する。

㉑ 肺アスペルギルス症は、（　ポリエンマクロライド系　）、（　アゾール系　）の治療薬を使用する。

㉒ ニューモシスチス肺炎は、HIV 感染症や進行性がん患者などに見られる（　日和見感染症　）である。

㉓ インフルエンザは、発症（　48　）時間以内の投与により罹患期間の短縮や症状改善が期待できる。

8 人工呼吸で用いる薬剤

人工呼吸中には、さまざまな不快があるため、それを緩和するために鎮静・鎮痛薬が投与される。

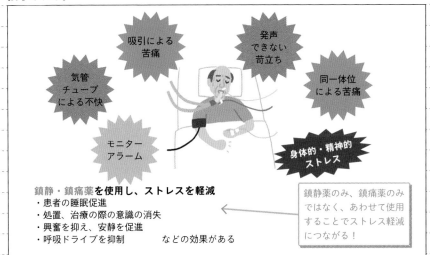

気管チューブによる不快

吸引による苦痛

発声できない苛立ち

同一体位による苦痛

モニターアラーム

身体的・精神的ストレス

鎮静・鎮痛薬を使用し、ストレスを軽減
・患者の睡眠促進
・処置、治療の際の意識の消失
・興奮を抑え、安静を促進
・呼吸ドライブを抑制　　　などの効果がある

鎮静薬のみ、鎮痛薬のみではなく、あわせて使用することでストレス軽減につながる！

静脈麻酔薬

薬剤名	作用・特徴	副作用・使用上の注意
プロポフォール	・作用発現が速く短時間作用性で、調節性がよく覚醒が速やか ・鎮静目的では点滴静注で投与される ・蓄積や作用の遅延はほとんどなく、肝腎機能にもほとんど影響を受けない	・**低血圧**、呼吸抑制 ・末梢静脈からの投与では血管痛を伴うことがある ・脂肪製剤であり、微生物による汚染が起こりやすく、感染防止のため12時間以内に廃棄する ・**小児では原則として投与禁忌**
ケタミン	・強い鎮痛作用がある ・静注により投与すると、10〜15分間麻酔効果あり ・鎮痛効果は30〜60分間持続 ・気道反射は維持され呼吸抑制は少ない	・血圧、心拍数、心拍出量、肺動脈圧、脳血流が増加し脳圧が上昇する
チオペンタール	・短時間作用性 ・麻酔導入時や、上室性頻拍に対する除細動の際の意識消失目的で用いられる	・長時間持続投与すると脂肪内に蓄積して作用は遷延する

第6部

薬物療法

▌マイナートランキライザー

薬剤名	作用・特徴	副作用・使用上の注意
ミダゾラム	・半減期が短く短時間作用性なので点滴静注投与で鎮静深度の調整が容易 ・作用時間は 10 分程度 ・呼吸抑制が強く、気道が確保されていない症例では注意が必要	・肝腎機能障害があると効果が遷延する ・**投与中止後にせん妄や、興奮などの離脱症状が見られることがある**
ジアゼパム	・抗不安作用、抗痙攣作用、逆行性健忘作用 ・静注投与による鎮静作用時間は 30～60 分 ・呼吸循環抑制作用は軽度	・末梢静脈からの静注投与では血管痛がある ・持続投与には適さない
フルニトラゼパム	・ジアゼパムに比べ鎮静・催眠効果は 10 倍程度で、呼吸循環抑制作用は同等 ・作用時間は、静注投与で 20～40 分程度	

▌抗精神病薬（メジャートランキライザー）

薬剤名	作用・特徴
・ドロペリドール ・ハロペリドール ・クロルプロマジンなど	・神経遮断作用（鎮静、周囲への無関心） ・抗精神病作用 ・制吐作用、血管拡張作用 ・作用時間は静注後 5～6 時間程度

> ハロペリドールは、せん妄治療薬として用いられることがある。

▌吸入麻酔薬

薬剤名	作用・特徴
・イソフルラン ・セボフルラン	・鎮静目的で使用 ・人工呼吸器回路の途中から注入する ・気管支拡張作用があるので、喘息重積発作時に用いられることがある

デクスメデトミジン

薬剤名	作用・特徴	副作用
プレセデックス®	• 鎮静・鎮痛作用を有する • 作用発現は速やかで覚醒も早い • 点滴静注投与が行われる • 鎮静深度の調節性がよい • 呼吸抑制がほとんど見られない • 患者の快適性確保に優れ、せん妄を起こしにくい	• 高血圧（末梢血管への直接作用） • 低血圧（交感神経遮断による） • **徐脈**

麻薬性鎮痛薬

薬剤名	作用・特徴	副作用
モルヒネ	• 鎮痛作用が強く、筋注投与や静注投与が行われ、作用時間は4～5時間 • 多幸感があり、鎮静効果もある	• **呼吸抑制が強く呼吸数が減少** • 血管拡張作用による低血圧 • 腸管蠕動を抑制 • 繰り返し投与による耐性が出現し、依存性が見られる
フェンタニル	• 鎮痛作用はモルヒネの50～100倍 • 持続時間が短いため、調節性がよい • 人工呼吸中の鎮静には持続静注投与が行われる	• 呼吸抑制は強い • 徐脈 • 血圧低下

非麻薬性鎮痛薬

薬剤名	作用・特徴	副作用
ペンタゾシン	• 3～4時間の鎮痛作用（成人15mg投与） • 筋注投与や静注投与が行われる	• 呼吸抑制作用 • 末梢血管を収縮させ血圧、肺動脈圧を上昇させる
ブプレノルフィン	• 鎮痛作用はモルヒネの25～40倍 • 持続時間は6～9時間	• 呼吸抑制 • 嘔気

> 麻薬性鎮痛薬との併用は、拮抗作用があるため禁止。

第6部 薬物療法

Check Point! 👀

- ☑ 一般的に鎮静薬として、デクスメデトミジン、プロポフォール、ミダゾラム、鎮痛薬として、フェンタニルが用いられることが多い。
- ☑ 副作用を考慮して、薬剤選択を行う。

硬膜外ブロック

- 食道がんや肺がん手術などで術中鎮痛のために併用され、術後鎮痛にも継続使用する。
- 麻薬性鎮痛薬や非麻薬性鎮痛薬を全身投与するのと比較し、意識低下や呼吸抑制が起こりにくい。

要点振り返りチェック！

❶ 人工呼吸中のストレス軽減には、（ 鎮痛 ）薬と、（ 鎮静 ）薬の使用が不可欠である。

❷ プロポフォールの作用発現時間は、（ 短時間 ）作用性であり、覚醒は（ 速やか ）である。副作用は（ 低血圧 ）、（ 呼吸抑制 ）がある。感染防止の観点から、（ 12 ）時間以内に廃棄する。（ 小児 ）では、原則使用禁忌である。

❸ ミダゾラムの作用発現時間は、（ 短時間 ）作用性であり、点滴静注投与で鎮静深度の調整が容易である。呼吸抑制作用は、（ 強い ）。投与中断時に、（ せん妄 ）や（ 興奮 ）などの離脱症状が見られることがある。

❹ デクスメデトミジンは、（ 鎮静 ）・（ 鎮痛 ）作用を有する。作用発現までの時間は、（ 短 ）い。副作用として（ 高血圧 ）（ 低血圧 ）（ 徐脈 ）がある。呼吸抑制は、（ ほぼ見られない ）。

❺ 麻薬性鎮痛薬は、鎮痛作用は（ 強 ）く、呼吸抑制は（ 強 ）い。

❻ ペンタゾシンは、呼吸抑制作用が（ あり ）、血圧や肺動脈圧を（ 上昇 ）させる。

9 吸入療法

内服や点滴のように全身的に薬剤を投与するのではなく、気道や肺胞に直接薬剤を届け、局所における作用・効果を期待する治療方法である。内服や点滴に比べ、少量での効果を期待でき、呼吸器疾患に比較的特異度が高い療法。

● 吸入薬の分布

吸入薬の分布には、以下が関与する。

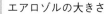 エアロゾルの大きさ 吸入速度

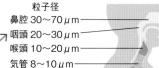

●エアロゾル粒子径による沈着部位の違い

粒子径
鼻腔 30～70μm
咽頭 20～30μm
喉頭 10～20μm
気管 8～10μm

気管支 5～8μm

細気管支 3～5μm
肺胞 0.5～3μm

エアロゾルが大きいと上気道にとどまりやすい。小さいほど肺胞や細気管支など末梢に到着しやすい。

気道壁に衝突して沈着

末梢では重力の影響で沈着

さらに末梢では拡散により沈着

● 吸入方法の種類と特性

吸入療法には4つの種類がある。

| ネブライザー | 加圧噴霧式
定量吸入器(pMDI) | ドライパウダー
吸入器（DPI） | ソフトミスト
吸入器（SMI） |

第6部 薬物療法

ネブライザー

	粒子径	特徴
ジェットネブライザー	約5μm	・圧縮された空気により薬液をエアロゾルにして噴射 ・機器が比較的大きく、音が大きい
超音波ネブライザー	1μm前後	・超音波の振動によってエアロゾルを発生させる ・薬剤の多くが肺胞や細気管支付近まで到達 ・薬剤量が他に比べて多く必要となる ・大量の微小エアロゾルが細気管支や肺胞まで到達するため肺胞でのガス交換障害を引き起こす可能性がある
メッシュ式ネブライザー	1〜8μm前後	・薬液を振動させて、メッシュを通してエアロゾルを発生する方式 ・薬液量も少なく、音も小さく、機器も比較的小さい ・薬液によってはメッシュが詰まりやすい

加圧噴霧式定量吸入器（pMDI）

・圧力によってボンベから噴射される霧状の薬剤を吸入する方法。

・吸気に合わせて薬剤を噴射させて吸入する。

・呼吸機能が低下している患者にも比較的使用しやすい。

Check Point!

☑ 吸気のタイミングに合わせて、一定の力を入れてボンベを押すことが高齢者や小児では困難なことが多い。
　➡筒状の吸入補助器具（スペーサー）を装着することで効率的に吸入できる。

ドライパウダー吸入器（DPI）

> シムビコート®、アドエアなど

・粉状の薬剤を能動的に吸入する方法。

・吸入器は各メーカーからさまざまな種類がでている。

・pMDIに比較して、一回吸入量や残量が管理しやすい。

・呼吸に同期させる必要がなく、吸入補助具の必要もない

　ことから容易に吸入できる。

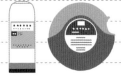

Check Point!

☑ pMDIに比べ、早い速度で強く吸入する必要があるため、小児や高齢者、呼吸機能が低下している患者において、うまく吸入することが困難なことがある。

☑ 各メーカーによって、さまざまなデバイスが開発されているため、デバイスの操作性や特徴をよく理解し、患者に合ったものを選択する必要がある。

ソフトミスト吸入器（SMI）

← スピリーバ®、レスピマット®

- 細かいエアロゾルを発生させ、ゆっくりと噴射する吸入デバイス。
- 吸入速度はDPIよりゆっくりでよく、呼吸のタイミングに合わせやすい。
- COPD患者のように低肺機能であっても有効に吸入することができる。

● 正しい吸入方法

加圧噴霧式定量吸入器（pMDI）
・吸入器のキャップを外し、容器をよく振り混和する
・ボンベの底が上になるように持つ
・口を開け、顎を少し上に向ける
・容器を直立にさせ、唇から3〜4cm程度離す
・安静呼気位あるいは安静呼気位より少し息を吐き出したところで、吸入する直前に噴霧し、周囲の空気と一緒にゆっくり深く最後まで吸い込む
・深く吸い込んだ状態で10秒ほど息を止める
・ゆっくり息を吐く
・次の吸入をする場合は、1分以上間隔をあける
・うがいをする

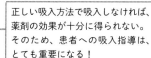

← 正しい吸入方法で吸入しなければ、薬剤の効果が十分に得られない。そのため、患者への吸入指導は、とても重要になる！

ドライパウダー吸入器（DPI）
・薬剤を吸入器に装着する
・息を吐き、吸入口をくわえる
・吸入口から早く、大きく最後まで吸い込む
・深く吸い込んだ状態で10秒ほど息を止める
・ゆっくりと吐き出す
・うがいをする

ソフトミスト吸入器（SMI）
・息を十分に吐き出してから、吸入口をくわえる
・噴霧ボタンを押すと同時に2秒以上かけてゆっくり吸入する
・口を閉じ、10秒ほど息を止める
・うがいをする

第6部 薬物療法

Check Point!

うがいは重要

☑ 吸入薬による副作用を軽減させる目的で、吸入後うがいをする必要がある。
- 副腎皮質ステロイド薬 … 口腔内カンジダ症、嗄声
- β_2 刺激薬　……………… 頻脈、動悸、四肢の震え
- 抗コリン薬 ……………… 尿閉、眼圧上昇

※吸入量や吸入回数が多い場合に出現しやすい

要点振り返りチェック！

1 吸入薬の分布には（ エアロゾルの大きさ ）と（ 吸入速度 ）が関与する。

2 エアロゾルの沈着機序は、（ 衝突 ）・（ 重力による沈降 ）・（ 拡散 ）である。

3 ジェットネブライザーの粒子径は、約（ 5 ）μm、超音波ネブライザーは（ 1 ）μm前後、メッシュ式ネブライザーは（ 1〜8 ）μm前後

4 加圧噴霧定量吸入器での吸入時の呼吸法は、（ 安静呼気位 ）である。

5 加圧噴霧定量吸入器での吸入速度は、（ ゆっくり ）で、深度は（ 深く ）である。

6 ドライパウダー吸入器での吸入速度は、（ 速く ）、大きく最後まで吸い込む。

7 ソフトミスト吸入器での呼吸は、息を（ 十分に吐き出してから ）吸入する。

8 ソフトミスト吸入器での吸入速度は、（ 2 ）秒以上かけて吸入する。

9 吸入薬使用時は、吸入後（ 10 ）秒ほど、息止めを行う。

10 吸入薬の副作用軽減には、（ うがい ）が重要である。

第6部

薬物療法

引用・参考文献

1) 日本アレルギー学会 喘息ガイドライン専門部会監修. 喘息予防・管理ガイドライン2021. 東京, 日本アレルギー学会, 2021, 247p.

2) 日本呼吸器学会COPDガイドライン第6版作成委員会編. COPD（慢性閉塞性肺疾患）診断と治療のためのガイドライン2022. 第6版. 東京, 日本呼吸器学会, 2022, 280p.

（上野佐和）

第7部

呼吸リハビリテーション

1 呼吸リハビリテーションの目的と効果

● 呼吸リハビリテーションの目的

・呼吸困難、運動耐容能、不安や抑うつの改善	・趣味およびレジャーの再開あるいは開始
・健康関連 QOL や健康状態の向上	・精神的な面での強化
・入院の予防	・自己管理能力の向上
・日常生活や職場への復帰	・社会資源の活用と経済的負担の軽減
・家庭での充実	・在宅機器の操作の習熟と管理能力向上
・社会参加	・日常生活への満足感

身体機能の改善だけが目的ではありません。

● COPD における呼吸リハビリテーションの有益性（エビデンス A）[1]

・運動耐容能の改善 ・呼吸困難の軽減 ・健康関連 QOL の改善 ・不安、抑うつの改善 ・入院回数および期間の減少 ・増悪による入院後の回復を促進	・生命予後の改善に関してはエビデンスが不十分です。 ・効果の維持期間：6〜12 週の導入で 12〜18 カ月の有効期間があると示されています。

2 実施体制・患者選択

- ・呼吸リハビリテーションはチーム医療である。
- ・医師や看護師、理学療法士や作業療法士などの医療スタッフだけでなく、酸素および呼吸機器業者や患者を支援する家族などが参加する。
- ・呼吸リハビリテーションを始めるにあたり、チーム体制の構築は必要条件ではない。

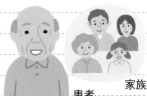

患者　　家族

● 呼吸リハビリテーションの患者選択基準

①症状のある呼吸器・呼吸関連疾患
②機能制限がある
③標準的治療が行われている
④実施を妨げる因子や不安定な合併症・依存症がない患者であり、年齢制限や肺機能の数値のみによる基準は定めない

ちなみに…
呼吸リハビリテーションの実施目安は、**COPD Ⅱ期相当**とされています。

（文献 2 より作成）

● **呼吸機能障害の身体障害者認定基準**

	指数	PaO₂（mmHg）	
1級	20 以下	50 以下	自己の身辺の日常生活が極度に制限される者
3級	20～30 以下	50～60 以下	家庭内での日常生活が著しく制限される者
4級	30～40 以下	60～70 以下	社会での日常生活が著しく制限される者

※指数は FEV₁ 実測値 / 予測肺活量×100％と定義されている。

内部障害は共通して 2 級の認定がありません。

3　評価項目

Check Point! 👀

必須の評価項目

- ☑ フィジカルアセスメント
- ☑ スパイロメトリー
- ☑ 胸部単純 X 線写真
- ☑ 心電図
- ☑ **呼吸困難（安静時・労作時）**
- ☑ 経皮的酸素飽和度（SpO₂）

- ☑ ADL
- ☑ 歩数（身体活動量）
- ☑ フィールド歩行試験（**6 分間歩行試験、シャトル・ウォーキング試験**）
- ☑ 握力
- ☑ 栄養評価（BMI、%IBW）

行うことが望ましい評価

- ☑ 上下肢筋力
- ☑ 健康関連 QOL　など

可能であれば行う評価

- ☑ 身体活動量
- ☑ 呼吸筋力
- ☑ 栄養評価
- ☑ 動脈血ガス分析　など

呼吸困難の評価

- ● **間接的評価：mMRC（修正 MRC）スケール**、FHJ（Fletcher, Hugh-Jones）分類
- ● **直接的評価：修正 Borg スケール**、VAS（Visual Analogue Scale）

第7部　呼吸リハビリテーション

193

> mMRC スケールは、FHJ 分類の改良版で国際的に用いられています。

●mMRC（修正 MRC）スケール

Grade0	激しい運動をした時だけ息切れがある
Grade1	平坦な道を早足で歩く。あるいは穏やかな上り坂を歩く時に息切れがある
Grade2	息切れがあるので同年齢の人より平坦な道を歩くのが遅い。あるいは平坦な道を自分のペースで歩いている時、息切れのために立ち止まることがある
Grade3	平坦な道を 100m、あるいは数分歩くと息切れのために立ち止まる
Grade4	息切れがひどく家から出られない。あるいは衣服の着替えをする時にも息切れがある

●6 分間歩行試験

- 6 分間の自由歩行で、できるだけ速く歩いて距離を測定する。
- 試験実施時は、修正 Borg スケールによる**呼吸困難度**と **SpO₂** の変化も記録する。
- 臨床的に有意な歩行距離の変化は **30m 前後**とされている。
- 正しく実施された試験の場合、負荷強度は漸増負荷試験の最大負荷量の 80〜90% に相当する。
- アメリカ胸部疾患学会（ATS）による検査実施の標準プロトコールがある。

●シャトルウォーキングテスト（SWT）

- **9m 間隔**に置いたコーンの間を往復歩行して測定する。
- 1 分ごとに約 0.6km/h ずつ歩行速度を上げ、最終的に時速 8.5km まで達する。
- 最大酸素摂取量（**VO₂ max**）が測定できる。
- 漸増負荷試験の一種。

4　呼吸リハビリテーションのプログラム

- 呼吸リハビリテーションのプログラムは以下の項目で構成されている。

コンディショニング	ADL トレーニング	運動療法
・呼吸トレーニング ・リラクセーション ・可動域の拡張 ・ストレッチによる柔軟性のトレーニング、呼吸体操 ・排痰		・全身持久力トレーニング ・四肢、体幹トレーニング ・呼吸トレーニング

コンディショニング

● 呼吸トレーニング（口すぼめ呼吸に着目）

・吸気と呼気の比率は 1：3 ～ 5
・呼吸数は 10 回 / 分程度

閉塞性肺疾患

気道の狭窄により呼気時の気流が制限される。

口すぼめ呼吸

口すぼめ呼吸で気道内が陽圧となるため、気道の狭窄が改善され息が吐きやすくなる。

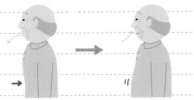

呼気

口をすぼめ、吸う時間の 3 ～ 5 倍になるようゆっくり長く息を吐き出す。

吸気

軽く口を閉じて、鼻から息を吸う。

Check Point!

口すぼめ呼吸の効果

☑ 気道内圧を上昇させ、**気道虚脱**を防ぐ。

☑ 呼気量を増加させ、**一回換気量**を増加する。

☑ 死腔換気を減らし、**換気の効率**を改善する。

☑ 呼気量を確保し、**動的過膨張**を防ぐ。

☑ **呼吸困難**を緩和する。

☑ SpO_2 を上昇させる。

運動療法

・運動療法の処方と効果判定には運動負荷試験が必須である。

➡ 6 分間歩行試験やシャトルウォーキングテストが有用。

運動処方のポイント

・運動強度：最大酸素摂取量の **60～80%**

➡症状の強い患者では最大酸素摂取量の 40%を目標とする**低強度負荷**も選択される。

- 持続時間：**15〜30 分**
- 実施頻度：**週 3〜5 回**
- **下肢**の鍛錬を中心に行う。　➡平地歩行、トレッドミル、エルゴメーターなど。
- 上肢の運動は下肢の動作以上に**呼吸困難を引き起こしやすい。**

    ➡筋力の問題とともに、上肢帯の筋群の一部は換気運動に関与しており、運動により換気運動への貢献度が減少することが一因と考えられている。

運動療法のプログラム

● **実施方法**
- 外来実施を原則（初期トレーニングは入院で行う場合もある）
- 初期トレーニングの設定期間は 2〜3 カ月、最低週 2〜3 回通院して行う。

● **一般的なプログラム**（計 30 分〜1 時間程度）
①リラクセーション、呼吸練習（数分）
②重錘やゴムバンドを用いた**体幹・上下肢の筋力トレーニング**（15 分）
③平地歩行、エルゴメーター、トレッドミルなどの**持久運動**（15〜30 分）
④ストレッチングを中心とした**クールダウン**（数分）

運動療法におけるリスク対策

- 心循環系などに重篤な合併症がないか確認する。
- **SpO_2 85% 以下、心拍数 120 回 / 分以上**になることは原則避ける。
- 必要に応じて酸素吸入を積極的に用いる。
- 呼吸困難度を負荷のコントロールに用いる場合は、**修正 Borg Scale で 2〜3 レベル**を目標とする。

パニックコントロールのポイント

- パニックコントロールとは：運動療法実施中に強い呼吸困難や SpO_2 低下が生じた場合に深いゆっくりとした呼気を確保することにより、換気をコントロールする方法である。
- **閉塞性障害**のある患者では**口すぼめ呼吸**を指導する。
- 呼吸困難が比較的軽いときに患者自身が呼吸を調整する方法を練習しておくことで、

速やかな回復が可能となり、症状に対するコントロール感の向上につながると言われている[2]。

5　急性期から回復期における呼吸リハビリテーション

- COPD 急性増悪：退院時における患者の**運動耐容能**と**健康関連 QOL** を有意に改善し、退院時の**再入院**と**死亡リスク**を減少すると言われている。
- COPD 急性増悪以外の急性呼吸器疾患における効果はまだ確立されていない。

6　集中治療における早期リハビリテーション

- 疾患の新規発症、手術または急性増悪から **48 時間以内**に開始される。
- **虚脱した肺胞に含気を回復させること**を目的とする一連の手技である。
- **用いられる手技**：早期モビライゼーション、ポジショニング、リクルートメント

エビデンスが確立されているもの

● **挿管人工呼吸症例に対する早期モビライゼーション**
- ICU 在室日数の減少
- せん妄期間の短縮
- 人工呼吸期間の短縮

● **ARDS における腹臥位療法**
- 酸素化の改善
- 重症度の高い患者の死亡率の減少

● **挿管呼吸管理症例に対する間欠的 CPAP 療法**
- 術後肺炎、無気肺、術後呼吸器合併症の発生の防止

対象となる病態

● 筋力低下（ICU-acquired weakness；ICU-AW）

- ICU で管理された重症患者に生じる全身的な筋力低下。
- 発生率：人工呼吸管理期間 7 日以上の症例では 25〜58%、敗血症 / 多臓器不全（MOF）の患者では 50〜100%。
- ICU-AW をいったん発症すると、人工呼吸器からの離脱の遅延、死亡率の増加、回復後の機能障害の原因となる。
- 発症因子：高血糖や安静、ステロイドや筋弛緩薬の使用、炎症性サイトカインなどのほか、ミオシン喪失など筋肉の組織学的変化がある。
- ICU-AW を予防するには、血糖の厳密な管理、ステロイドホルモンや筋弛緩薬の使用制限、鎮静薬の減量、積極的な早期モビライゼーションが有用とされている。

● せん妄（ICU-acquired delirium；ICU-AD）

- ICU における重症患者に生じるせん妄。
- 発生率：ICU 入室患者の 45〜87%。
- いったん発生すると、6 カ月後の死亡率は 3.2 倍に増加、入院期間は 2 倍に延長するという報告がある。
- せん妄期間が 1 日長くなると 1 年後の死亡率は 10%増加するとされている。
- ICU-AD の予防のためには **ABCDE バンドル**が効果的とされている。

> せん妄のリスク要因は多岐に及ぶため、医師・看護師・理学療法士・作業療法士など多職種チームによる包括的な介入が推奨されています。

要点振り返りチェック！

1. 身体障害者認定における認定基準の中で、内部障害は共通して（　2　）級の設定がない。

2. 呼吸困難の間接的評価である（　修正 MRC スケール　）では、「平坦な道を（　100m　）、あるいは（　数分　）歩くと息切れのために立ち止まる」場合は Grade 3 に該当する。

3. 呼吸リハビリテーションのプログラムは、①（　コンディショニング　）、②（　ADL トレーニング　）、③（　運動療法　）で構成されている。

4. 6 分間歩行試験は、6 分間を（　できるだけ速く　）歩いて距離を測定する。臨床的に有意な歩行距離の変化は（　30m 前後　）である。

5. シャトルウォーキングテストは（　漸増負荷試験　）の一種で、（　最大酸素摂取量（VO_2 max）　）が測定できる。

6. 運動療法は（　下肢　）の鍛錬を中心とし、持続時間は（　15〜30　）分、実施頻度は週（　3〜5　）回が標準的である。

7. 呼吸困難度を負荷のコントロールに用いる場合は修正 Borg Scale（　2〜3　）レベルを目標とする。

8. 集中治療における早期リハビリテーションに用いられる手技は（　早期モビライゼーション　）、（　ポジショニング　）、（　リクルートメント　）である。

9. 挿管人工呼吸症例に対する早期モビライゼーションでは、（　ICU 在室日数　）の減少、（　せん妄期間　）の短縮、（　人工呼吸期間　）の短縮が効果として示されている。

10. ICU で管理された重症患者に生じる全身的な筋力低下を（　ICU-AW　）と言い、発生率は 7 日以上人工呼吸管理された症例では（　25〜58　）%、敗血症 / 多臓器不全（MOF）の患者では（　50〜100　）%である。

11. ICU における重症患者に生じるせん妄を（　ICU-AD　）と言い、その発生率は ICU 入室患者の（　45〜87　）%である。

12. ICU-AD の予防には（　ABCDE バンドル　）が効果的である。

第7部

呼吸リハビリテーション

引用・参考文献

1)　佐藤晋. 慢性呼吸器疾患における最近の治療トピックス―呼吸リハビリテーション―. 日本呼吸ケア・リハ
　　ビリテーション学会誌. 28（2）, 2019, 196-9.

2)　日本呼吸ケア・リハビリテーション学会, 日本呼吸理学療法学会, 日本呼吸器学会. 呼吸リハビリテーショ
　　ンに関するステートメント. 日本呼吸ケア・リハビリテーション学会誌. 27（2）, 2018, 95-114. http://
　　www.jsrcr.jp/uploads/files/rehabilitation_statement2018_v2.pdf

3)　岩城基ほか. 終末期における呼吸リハビリテーション. 日本呼吸ケア・リハビリテーション学会誌. 24（2）,
　　2013, 182-4.

（稲葉昱希）

第8部

新生児・小児の呼吸管理

1　胎児循環

- 胎児期は呼吸をしていないため、ガス交換は胎盤が行っている。
- 胎盤で酸素化された血液は**臍静脈**を通って多くは**下大静脈**に流入する。➡**その後の流れがポイント！**

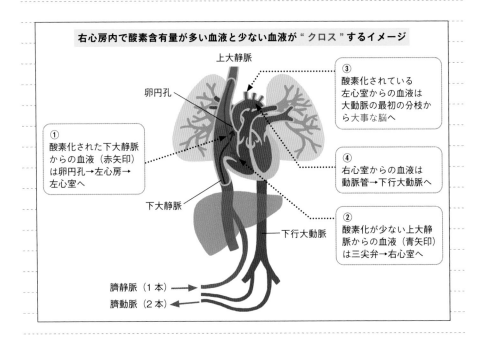

右心房内で酸素含有量が多い血液と少ない血液が"クロス"するイメージ

上大静脈

卵円孔

① 酸素化された下大静脈からの血液（赤矢印）は卵円孔→左心房→左心室へ

下大静脈

下行大動脈

臍静脈（1 本）➡
臍動脈（2 本）⬅

③ 酸素化されている左心室からの血液は大動脈の最初の分枝から大事な脳へ

④ 右心室からの血液は動脈管→下行大動脈へ

② 酸素化が少ない上大静脈からの血液（青矢印）は三尖弁→右心室へ

大切な 2 つの血管について知っておこう

- **動脈管**：筋層が多い**筋性血管**。胎児期は**開存**してないと循環が保たれず、出生後は**閉鎖**しないと心不全になる。
- **肺血管**：胎児期は呼吸をしないので当然ほぼ血流がない。

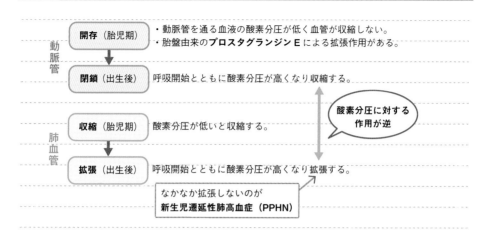

動脈管

開存（胎児期）	・動脈管を通る血液の酸素分圧が低く血管が収縮しない。 ・胎盤由来の**プロスタグランジンE**による拡張作用がある。
↓	
閉鎖（出生後）	呼吸開始とともに酸素分圧が高くなり収縮する。

肺血管

収縮（胎児期）	酸素分圧が低いと収縮する。
↓	
拡張（出生後）	呼吸開始とともに酸素分圧が高くなり拡張する。

酸素分圧に対する
作用が逆

なかなか拡張しないのが
新生児遷延性肺高血症（PPHN）

2　胎児肺の発達

- **胎生4週頃から**発達しはじめ、胎生期を通じて**絶えず成長**する。
- 実は胎児期にも呼吸運動をしている。これにより肺の発育を刺激し、呼吸筋も刺激される。
- 出生時の肺胞の数はまだ**成人の1/6**
  しかなく、生後も10年かけて成長し続ける。

ちなみに**羊水と肺の中にある肺水は別物**。
胎児は羊水を吸引しているのでありません。

解剖学的な発達

- 例えば早産で生まれると　➡まだ小さく未熟
- もし横隔膜ヘルニアや羊水過少で肺が圧迫されると　➡肺が低形成
- **出生後はさらに人工呼吸器による圧損
  傷や容量損傷、酸素毒性にさらされ、
  ダメージが加わる。**

胎児の横隔膜ヘルニア
腸が胸郭に脱出し肺を押しのけている。

機能の発達

- 肺胞の上皮はⅠ型細胞とⅡ型細胞に分
  化する。
- ➡大切なのは、Ⅱ型上皮細胞は**サーファ
  クタントを分泌する**ということ！

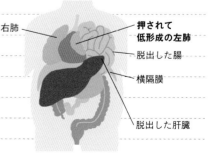

右肺

**押されて
低形成の左肺**

脱出した腸

横隔膜

脱出した肝臓

第**8**部

新生児・小児の呼吸管理

サーファクタントとは

- 肺胞のサーファクタントの層には界面活性作用がある。

- 肺胞は**表面張力**によってできるだけ小さい球になろうとする。界面活性作用が加わると表面張力が弱められ、肺胞は膨らむことができる。

> 石鹸を使うとシャボン玉ができることに似ていますね。

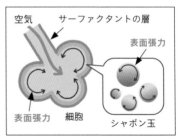

（文献 1 より改変）

- おおよそ在胎 32 週まではサーファクタントが十分に作られていない。それまでに出生した早産児はサーファクタントが足りずに肺胞がつぶれる**呼吸窮迫症候群（RDS）**になる。

- RDS の診断：症状として SpO_2 の低下があり、胸部 X 線画像では網状顆粒状陰影やエアブロンコグラムが見られる。**胃液**でマイクロバブルテストを行う。

- 治療：気管内にサーファクタントを投与する。驚くほど速やかに SpO_2 が上昇するため感動的。

【豆知識】このサーファクタント補充療法は日本人の藤原哲郎先生が開発し、世界の新生児医療は劇的に進歩しました。

マイクロバブルテスト

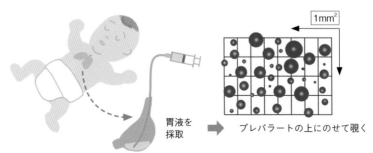

胃液を採取　➡　プレパラートの上にのせて覗く

$1mm^2$

- 泡立てた胃液を顕微鏡で覗いて泡の状態を観察する。
- プレパラート $1mm^2$ の中の直径 15μm 以下の泡を数えて、少ないほどサーファクタントが少ない。

3 出生後の肺胞換気の確立と循環動態の変化

> 一生で最も劇的に変化する瞬間です。

換気

- 胎児期には肺水で満たされている肺胞が、生後速やかに空気に置き換わる。
- 肺水の**2/3 は啼泣**で肺胞内圧が上昇すると吸収される。
- **残りの1/3** は産道を通る時に物理的に排出される。

  ※**帝王切開**ではこの排出がない！　**➡新生児一過性多呼吸**

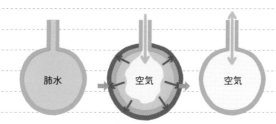

肺水の**2/3 は啼泣**で毛細血管へ吸収される

新生児一過性多呼吸

- 肺水の吸収と排泄が遅く、一過性に**多呼吸**になる。

  ※ちなみに新生児は 60 回 / 分以上が多呼吸。

- 基本的に数時間〜数日で改善するが、中には CPAP や HFNC、気管挿管を要することもある。

第8部

新生児・小児の呼吸管理

4　新生児の肺循環の特徴

循環

> 生後数時間の劇的な変化を見ていきましょう。

肺血管抵抗が下がることにより、生後数時間で血流が大きく変化していく。

- 呼吸が開始され酸素分圧が上昇し、肺血管抵抗が低下（①）、肺血流が増大し（②・③）、左心房に還る血液が増える。

- 左心房圧＞右心房圧となり、**卵円孔は機能的に閉鎖する。**

- 動脈管を流れる血液も逆転し、肺動脈→大動脈の方向になる。

- そして胎盤での産生がなくなり、また肺での代謝が促進されプロスタグランジン E は減少し、**動脈管は閉鎖する。**

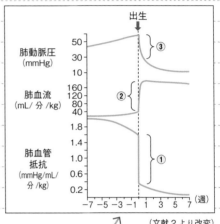

（文献 2 より改変）

> この変化がうまくいかず、肺血管抵抗が高いまま！　➡**新生児遷延性肺高血圧症**

Check Point!

- ☑ 胎児期：右心系と左心系が別々の**並列回路**
- ☑ 出生後：右心系→肺→左心系→全身→右心系の**直列回路**

● **新生児遷延性肺高血圧症（PPHN）**

- 診断：心エコーで確定する。SpO_2 は**上肢の方が下肢より高い。**

  ※ SpO_2 モニターを上下肢に装着し、差があるかを見る。

- 治療：酸素投与で血液の酸素分圧を上げる。**NO 投与**で肺血管を拡張させる。

5 新生児仮死とその蘇生法

- ・「さあ赤ちゃんが生まれます！」の後は、**「新生児蘇生法ガイドライン」のアルゴリズム**に従う。
- ・最初に分娩に立ち合うメンバーは**ブリーフィング**を行う。
  - ➡患者情報の共有、役割分担、物品の確認など

出生後の大きなポイントは2つ

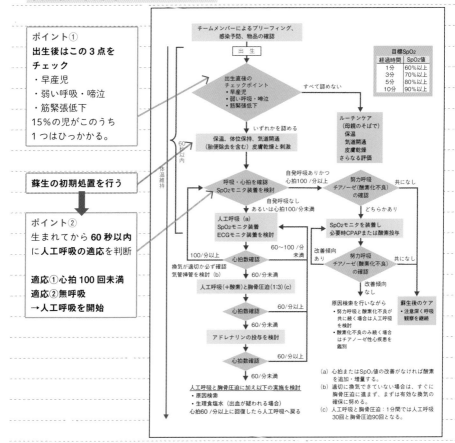

ポイント①
**出生後はこの3点を
チェック**
・早産児
・弱い呼吸・啼泣
・筋緊張低下
15%の児がこのうち
1つはひっかかる。

蘇生の初期処置を行う

ポイント②
生まれてから**60秒以内**
に**人工呼吸**の適応を判断

適応①心拍100回未満
適応②無呼吸
→**人工呼吸を開始**

新生児蘇生法（NCPR）アルゴリズム
一般社団法人日本蘇生協議会編. JRC 蘇生ガイドライン 2020. 東京, 医学書
院, p234. より転載

第8部

新生児・小児の呼吸管理

蘇生の初期処置

60 秒以内に人工呼吸の適応を判断しなければならないため、次の 3 点を協力して速やかに行う。

①保温

- ラジアントウォーマーの下で児を**乾いたタオル**で拭く。
- 28 週未満の早産児は分娩室の室温を上げ、児を**プラスチックラップ**（いわゆるサランラップ）で包む。

スニッフィング・ポジション
sniffing =「匂いを嗅ぐ」

②気道確保

- 肩枕を入れて**スニッフィング・ポジション**（sniffing position）をとる。
- 吸引カテーテルで**口→鼻**の順番で吸引する。

  ➡なぜこの順番？：口の中に羊水がある状態で鼻を吸引すると多量の羊水を誤嚥する可能性があるから。

③皮膚刺激

- 背中か足底を刺激する。

⬇

すみやかに①〜③を行って**呼吸と心拍数確認、できれば SpO₂ も！**

人工呼吸の開始

蘇生の初期処置の後、呼吸と心拍を確認したら次のいずれかを実施する。

「呼吸がある」かつ「心拍数が 100 回 / 分以上」の場合

①努力呼吸とチアノーゼの確認

➡努力呼吸とは：**多呼吸（60 回 / 分以上）**／陥没呼吸／呻吟／鼻翼呼吸

②努力呼吸を認めたら、5〜6cmH₂O の CPAP か酸素でフリーフロー

③右手につけた SpO_2 モニターで確認：1分後60%、3分後70%、5分後80%、10分後で90%が目標。

> 赤ちゃんは「赤い」ので見た目だけ
> ではチアノーゼがわかりにくい！

➡なぜ右手？：動脈管が開いているので脳の酸素化のモニタリングには動脈管前の SpO_2 を測定しなければならない。

「無呼吸がある」もしくは「心拍数が100回/分以下」の場合

人工呼吸を開始する。**ここまでを生後60秒以内に行う！**

【大切！：人工呼吸のポイント】

① IC クランプ法でマスクを鼻と口に密着させる

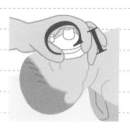

- 親指と人差し指で「**C**」、中指で下顎を持ち上げ「**I**」の字にする。
- 中指で気管を圧迫しないように上手に下顎挙上し、スニッフィング・ポジション（匂いを嗅ぐように鼻が一番高い位置）をとらせる。

②基本的にまず酸素を使わない

- チアノーゼがあっても室内気換気のみで改善することが多い。
- ただし、RDS の可能性がある30週前半以前の児は別。

③1分間に40〜60回のスピード

- 1秒間に1回以下の速さ。

> 緊張する場面ですが落ち
> 着いてゆっくりと！

④換気ができているか確認

見るポイント

- 換気に合わせて左右対称性に胸郭が上がっていますか？
- 赤ちゃんの心拍が上昇しましたか？実はこれが一番わかりやすい。
- CO_2 検知器が **Yellow** に変わりますか？
  → 「Yes」の「Yellow」。

➡それでも呼吸状態が改善しなければ**気管挿管を行う。**

第8部

新生児・小児の呼吸管理

209

6 新生児の解剖学的・呼吸生理学的特徴

新生児は解剖学的・呼吸生理学的に成人とは大きく異なる。

解剖学的な違い

- **頭**が大きい／**舌**が相対的に大きい／**気道軟骨**が弱い
  - ➡ **上気道狭窄**をきたしやすい。
- **上気道の最狭部が声門下**（成人は声門）
  - ➡ 気管挿管の際に声門下でつかえて**粘膜**を損傷する。

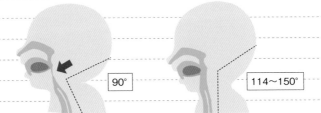

気道が狭くなる	**気道開通**
90°になると容易に閉鎖してしまう	後屈角度が114〜150°では上気道は開通している

呼吸生理学的な違い

- 主に**鼻呼吸**：軽い鼻閉でも呼吸不全となり、また哺乳もできなくなる。
- 主に**腹式呼吸**だが効率が悪い：呼吸筋が疲弊しやすい。
- 呼吸中枢が未熟：出生後は周期性呼吸や無呼吸になる。
  - ➡ 治療：**カフェイン**の投与。静注薬も内服薬もある。
- 早産児は**サーファクタント**が少なくRDSを発症：肺コンプライアンスが低下し努力呼吸を呈す。
- 酸素化低下に対し酸素投与を必要とする：肺損傷や未熟児網膜症を起こしやすい。

7　新生児の呼吸障害

速やかに治療を開始するために新生児特有の症状を知ることは大切。

● 新生児特有の呼吸障害の症状

多呼吸（60回/分以上）	回数で補おうとする。
陥没呼吸	胸腔内を強く陰圧にするために肋間が陥没する。
呻吟	声門を閉じて機能的残気量を保とうとしている。
中心性チアノーゼ	生後のSpO$_2$は右手で測定。
無呼吸	定義が大切。 →「呼吸停止20秒以上かつチアノーゼや徐脈を伴う呼吸停止」
シーソー呼吸	吸気時は胸腔内陰圧になる。胸部は陥没し、腹部は相対的に膨満する。
下顎呼吸	強い呼吸障害のため下顎が動く。
鼻翼呼吸	気道を大きくするために吸気時に鼻孔が拡大する。

> ただの「呼吸がない」ではありません。

新生児期に呼吸不全をきたす疾患の分類と診断

症状とX線画像所見は当然大切だが、新生児の場合は母体の産科歴に注目する必要がある。

産科歴の注目ポイント

- 早産かどうか　　➡呼吸窮迫症候群（RDS）
- 破水期間の長さは？　➡肺炎や肺低形成
- 発熱やCRP上昇などの感染兆候はなかったか？　➡新生児感染症
- 羊水混濁はなかったか？　➡胎便吸引症候群
- B群溶血性連鎖球菌（GBS）を検出　➡ GBS感染症
- 帝王切開　　　➡新生児一過性多呼吸
- 低いアプガースコア　➡仮死
- 胎児エコーでの異常　➡先天性心疾患・横隔膜ヘルニアなど

> 約10%が死亡、約15%が後遺症を残す。

第8部　新生児・小児の呼吸管理

8　新生児の呼吸管理

Check Point!

新生児の呼吸管理のポイント

☑ PaO_2 と $PaCO_2$ を適宜測定し、適正な範囲に入るように条件を調整する。

☑ PaO_2 が高すぎると未熟児網膜症や慢性肺疾患の危険がある。

➡ **PaO_2 50〜80mmHg を保つ。**

☑ $PaCO_2$ が低すぎると、脳室周囲白質軟化症の危険がある。

➡ **$PaCO_2$ 40〜60mmHg を保つ。**

新生児での人工呼吸管理の実際

新生児の呼吸器は未熟なため、酸素や人工呼吸器の圧や容量にダメージを受けやすく、常にモニタリングしながら設定を調整しなければならない。

呼吸療法

・酸素は**未熟児網膜症**や**慢性肺疾患**のリスク因子となるため、**PaO_2 50〜80mmHg** を保つ。

　➡右手のパルスオキシメーターでモニタリング

・**F_IO_2 0.4 が必要もしくは努力呼吸が強い場合**は CPAP か HFNC を導入する。それでも無理なら気管挿管を行う。

Nasal CPAP と HFNC

新生児は鼻呼吸であるので PEEP をかけることができる。

● **Nasal CPAP**：HFNC より高い PEEP をかけられるが装着部の皮膚が損傷するので注意。抜管後にもよく用いられる。

● **ハイフローセラピー（HFNC）**：二酸化炭素の洗い出し効果に優れている。皮膚損傷が少ないが外れやすい。

> 最近は、臨床では軽度の呼吸障害の児に一時的に装着し、呼吸負荷の軽減を図ることが増えています。

それでも改善しないなら気管挿管

- 新生児は**従圧式**が主である。
- 以前はカフなしチューブが推奨されていたが、最近は**カフ有り**でよいとも言われている。

● **高頻度振動換気（HFO）**

- 一回換気量が死腔以下なので**肺損傷の危険性が少ない**。
- 成人と同様、さまざまなモードが用いられるが、HFO（high frequency oscillatory ventilation）は早産児特有のモードで覚えておきたい。

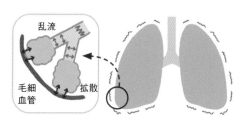

特殊な呼吸療法

- ● **サーファクタント補充療法**：RDS の早産児の**気管内にサーファクタント**を注入する。
- ● **NO 吸入療法**：主に新生児遷延性肺高血圧症（PPHN）に対して肺血管拡張目的で行う。最近は超早産児に対して使用されることもあるが**脳出血**や**肺出血**に注意が必要。

要点振り返りチェック！

① 胎盤からの酸素化された血液は下大静脈を経て、多くは（ 卵円孔 ）を通って左心系へ行く。

② 動脈管は（ 筋性 ）血管である。胎児期は（ 酸素濃度 ）が低く、また（ プロスタグランジンE ）の血中濃度が高いので開存している。

③ サーファクタントは（ 肺胞上皮細胞Ⅱ型 ）から分泌される（ 界面活性 ）作用をもつ蛋白である。
早産児はこれが不足しており（ 呼吸窮迫症候群（RDS） ）になる。

第8部

新生児・小児の呼吸管理

4 出生時に肺水の排泄が十分でないと（　新生児一過性多呼吸　）になる。新生児の多呼吸の定義は、呼吸数（　60　）回 / 分以上である。

5 出生後に肺血管抵抗が下がらないと、（　新生児遷延性肺高血圧症（PPHN）　）になる。診断はエコーと SpO_2 の（　上下肢差　）が判断材料となる。また治療の 1 つとして（　NO　）吸入療法がある。

6 新生児が出生する前には立ち合うメンバーで（　ブリーフィング　）を行う。出生前後に確認することは、（　早産かどうか　）、（　弱い呼吸・啼泣があるか　）、（　筋緊張低下の有無　）の 3 点である。

7 蘇生の初期処置後、（　無呼吸　）もしくは（　心拍数が 100 回 / 分以下　）の場合は人工呼吸を開始する。この判断は出生後（　60　）秒以内に行う。

8 人工呼吸はマスクを（　IC クランプ　）で密着させ、F_IO_2 は（　0.21　）、速さ（　40〜60　）回 / 分で行う。

9 新生児は容易に（　上気道　）が狭窄するので注意を要する。また酸素投与によって（　未熟児網膜症　）や（　慢性肺疾患　）のリスクがある。

10 新生児の努力呼吸の症状は主に（　多呼吸　）、（　陥没呼吸　）、（　呻吟　）、（　鼻翼呼吸　）である。

11 新生児の人工呼吸は主に従（　圧　）式で行う。また特に早産児に対して（　高頻度振動換気（HFO）　）モードを用いることがある。

引用・参考文献

1) 日本肺胞蛋白症患者会ホームページ. https://pap-net.jp/
2) Andropoulos, DB. et al. "Physiology and molecular biology of the developing circulation." Anesthesia for Congenital Heart Disease. Elmsford, NY, Blackwell Publishing, 2004, 30-48.
3) 一般社団法人日本蘇生協議会編. JRC 蘇生ガイドライン 2020. 東京, 医学書院, 2021, 234.
4) Bhalala, US. et al. Defining Optimal Head-Tilt Position of Resuscitation in Neonates and Young Infants Using Magnetic Resonance Imaging Data. PloS One. 11 (3), 2016, e0151789.
5) 斉藤修. HFOV（高頻度振動換気）. 救急集中治療. 22（3・4）, 2010, 360.
6) 3 学会合同呼吸療法認定士認定委員会 テキスト編集委員会編. 第 26 回 3 学会合同呼吸療法認定士認定講習会テキスト. 2021.

（楠田　剛）

9 小児の生理学的・解剖学的特徴

小児の生理学的特徴

> ここでは、新生児期を過ぎた7歳未満の乳幼児について解説します。

- 小児は年齢が小さいほど**呼吸数**が多い！
- 正常値を年齢ごとに覚えるのは難しいので、下記のように覚えるとよい。

●年齢ごとの正常呼吸数の覚え方（回／分）

0歳	30～50回／分	➡約**40回**／分
1～3歳	25～35回／分	➡約**30回**／分
4～6歳	20～25回／分	➡約**20回**／分

> バイタルサインは年齢によって異なります。すぐに見ることができるよう、掲示したり携帯したりするよいでしょう。

Check Point!

☑ 小児は酸素消費量が多く、**機能的残気量が小さい＝予備力がない**
➡低酸素になりやすい！

小児の解剖学的特徴

●上気道（新生児と同様）

- 乳児は**鼻呼吸**がメイン：上気道炎で鼻が詰まるだけで呼吸困難になりうる。
- **気道**が狭い：感染で気道浮腫が起こると容易に気道狭窄となる。
- **頭部**が大きい：仰臥位で前屈し、上気道が閉塞する。
- **舌**が大きい：上気道閉塞を起こしやすい。

●胸郭

- **胸郭**が軟らかい（＝胸郭コンプライアンスが高い）➡**陥没呼吸**を起こしやすい。

第8部 新生児・小児の呼吸管理

乳児の気道

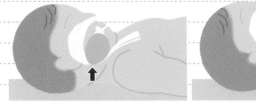
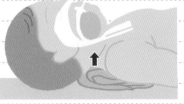

頭部が大きく、仰臥位で気道
狭窄を生じる。

肩枕で気道が開通する。

10 小児の酸素療法・人工呼吸管理

小児は成人と比べ換気量が少ないため、経鼻酸素の流量でも酸素濃度が高い。

> 経鼻酸素だからといって
> 吸入酸素濃度が低いとい
> うわけではありません。

バッグ・マスク換気

- マスクは鼻と口を覆い、目にかからないサイズにする。
- バッグのサイズは **100mL/kg** を目安に選択する。

気管挿管

- 小児でも**カフ付き気管チューブ**を使用してもよい。
- カフあり気管チューブのサイズ：カフなしのサイズを覚えて**1 サイズ（= 0.5mm）小さいチューブ**。

● カフなし気管チューブの内径サイズの目安（mm）

0〜6 カ月	3.0mm
6 カ月〜1 歳	3.5mm
1 歳以上	4 ＋年齢（歳）/4

※カフ付きの場合はカフなし−0.5mm

- 挿入長の目安：**カフなし気管チューブサイズ× 3（cm）**
- 胸部 X 線写真での先端位置確認 **➡第 2・3 胸椎**
- **気管チューブの先端位置は首の屈曲で深く、伸展で浅くなる。** **➡** 片肺挿管、計画外抜管が起こりやすい。

> デバイスのサイズや薬剤の
> 量は覚えきれないので、体
> 重別シートや Broselow™
> テープなどを活用！

- 気道確保困難（difficult airway management；**DAM**）：輪状甲状靱帯 **"切開"** は 12 歳未満では推奨されない。

人工呼吸管理

- 人工呼吸管理は成人と大きな違いはない。
- 鎮痛・鎮静管理はスケールを用いて評価する。
- **鎮静薬のプロポフォールは小児の集中治療管理では使用しない。**

● 鎮痛・鎮静の評価スケール

Comfort B scale	鎮痛・鎮静
State behavioral scale（SBS）	鎮静
Visual Analogue Scale（VAS）	鎮痛（自己申告）
FLACC（face, legs, activity, cry, consolability）	鎮痛
CHEOPS（Children's Hospital Eastan Ontario Pain Scale）	鎮痛など

その他の呼吸療法

- NPPV やハイフローセラピー（HFNC）は小児でも用いられる。
- ハイフローセラピーでは、鼻腔よりやや小さいプロングを選択する。**流量は 2L/kg/ 分** を目安とする。

> 成人は心不全での NPPV 使用が多いですが、小児では**急性細気管支炎、肺炎、気管支喘息でのハイフローセラピー適応**が多いです。

人工呼吸管理を要する代表的疾患

● **急性細気管支炎**

- 2 歳未満に好発する。**RS ウイルス**が原因であることが多い。
- 気管支喘息のような下気道閉塞が起こり、**呼気性喘鳴を**きたす。

> 人工呼吸管理では、気管支喘息と同様に呼気時間を十分に取る！

- 新生児・早期乳児では無呼吸に注意する。

● **先天性心疾患**

- 人工呼吸は肺血管抵抗、静脈還流などに影響を与えるため、**血行動態を考慮した呼吸管理が大事！**

要点振り返りチェック！

① 小児は年齢が小さいほど呼吸数が（　多　）く、およそ0歳では約（　40　）回 / 分、1〜3歳では約（　30　）回 / 分、4〜6歳では約（　20　）回 / 分となる。

② 乳児の上気道がおびやかされやすい解剖学的理由は
（　早期乳児は鼻呼吸がメイン　）、（　頭が大きい　）、（　気道が狭い　）、
（　舌が大きい　）である。

③ 4歳のカフなし気管チューブのサイズは（　4 + 4/4 = 5.0 mm　）である。

④ 6歳のカフ付き気管チューブのサイズは（　4 + 6/4 − 0.5 = 5.0mm　）である。

⑤ ハイフローセラピーでの流量は（　2　）L/kg/ 分を目安とする。

（鉄原健一）

【本書に関するお問い合わせ】
件名に「『呼吸療法認定士　要点整理＆まるおぼえノート』問い合わせ」と記載の上、E-mail（RC-ninteishi@medica.co.jp）にてご連絡ください。

みんなの呼吸器 Respica 別冊

呼吸療法認定士

要点整理＆まるおぼえノート
―大事なところをギュッと凝縮！

2023年8月1日発行　第1版第1刷
2024年5月20日発行　第1版第2刷

監　修　山下　崇史

発行者　長谷川　翔

発行所　株式会社メディカ出版
　　　　〒532-8588
　　　　大阪市淀川区宮原3－4－30
　　　　ニッセイ新大阪ビル16F
　　　　https://www.medica.co.jp/

編集担当　末重美貴
編集協力　中垣内紗世／加藤明子
装　　幀　北尾崇（HON DESIGN）
イラスト　みやよしえ
組　　版　株式会社明昌堂
印刷・製本　株式会社シナノパブリッシングプレス

© Takafumi YAMASHITA, 2023

ISBN978-4-8404-8191-5　　Printed and bound in Japan

当社出版物に関する各種お問い合わせ先（受付時間：平日9：00～17：00）
●編集内容については、編集局 06-6398-5048
●ご注文・不良品（乱丁・落丁）については、お客様センター 0120-276-115

みんなの呼吸器
Respica 別冊

毎日使えて基礎が身につく!
2022-2023 呼吸療法認定士
"合格チャレンジ" 100日ドリル

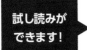

**試し読みが
できます!**

メディカ出版 オンラインストア

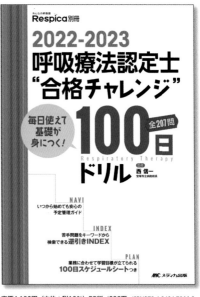

宝塚市立病院総長

西 信一 監修

呼吸ケアスタッフに求められる20領域の知識をドリル形式で予習＆復習! 逆引きINDEXを活用して何度でも見直し、苦手要素もバッチリ克服。100日スケジュールシートに自分の学習目標と行動計画を書き込んで、呼吸療法認定士合格に向けて学習をスタートしよう!

定価4,180円（本体＋税10%）B5判／232頁 ISBN978-4-8404-7866-3

すべての医療従事者を応援します
 メディカ出版